Behandlung von Fettlebererkrankungen

Ein umfassender Leitfaden zum Verständnis von Prävention, Behandlung und Umkehrung der Auswirkungen auf eine gesunde Leber

Lucas Mitchell

Copyright © 2023 von Lucas Mitchell

Alle Rechte vorbehalten. Kein Teil dieses Buches darf ohne vorherige schriftliche Genehmigung des Autors reproduziert, in einem Abrufsystem gespeichert oder in irgendeiner Form oder mit irgendwelchen Mitteln, sei es elektronisch, mechanisch, durch Fotokopieren, Aufzeichnen oder auf andere Weise, übertragen werden.

Haftungsausschluss

Dieses Buch dient lediglich der allgemeinen Gesundheitsinformation und ersetzt nicht den persönlichen medizinischen Rat Ihres Arztes. Der Autor haftet nicht für etwaige Komplikationen, die sich aus der Verwendung der in diesem Buch bereitgestellten Informationen ergeben.

Als medizinischer Forscher, der sich der Aufklärung der Komplexität der Fettlebererkrankung widmet, bin ich vertiefte mich in eine Suche angetrieben von Leidenschaft, Neugier und einem unerschütterlichen Engagement für die Verbesserung der Patientenergebnisse. Durch unermüdliche Forschung und Zusammenarbeit fasst dieses Buch die neuesten wissenschaftlichen Erkenntnisse, klinischen Erkenntnisse und praktischen Strategien zur Behandlung von Fettlebererkrankungen zusammen. Ich hoffe, dass diese Ressource den Lesern Wissen vermittelt, zum Handeln anregt und angesichts dieser allgegenwärtigen gesundheitlichen Herausforderung einen Hoffnungsschimmer darstellt.

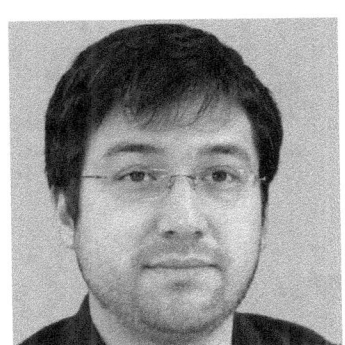

Lucas Mitchell

Inhaltsverzeichnis

Einführung   7

Kapitel eins   13

Fettlebererkrankung verstehen   13

   Was ist eine Fettlebererkrankung?   13

   Ursachen und Risikofaktoren   16

   Symptome und Diagnose   20

Kapitel Zwei   27

Die Darm-Leber-Verbindung   27

   Die Rolle des Darm Mikrobioms bei der Fettleber   27

   Leaky Gut und seine Auswirkungen   32

   Ernährungsstrategien für die Darmgesundheit 37

Kapitel drei   43

Ernährung zur Fettleber-Kontrolle   43

   Makronährstoff Ausgleich   43

   Entzündungshemmende Lebensmittel   49

    Leberunterstützende Nährstoffe   53

Kapitel Vier   59

Bewegungs- und Lebensstil Interventionen 59

    Die Bedeutung körperlicher Aktivität   59

    Techniken zur Stressbewältigung   64

    Schlaf und zirkadianer Rhythmus   69

Kapitel fünf   75

Nahrungsergänzungsmittel und Naturheilmittel   75

    Evidenzbasierte Ergänzungen   75

    Kräutertherapien   81

    Integrative Ansätze   87

Kapitel Sechs   93

Umkehrung der Fettleber durch Gewichtsverlust   93

    Die ketogene Diät bei Fettleber   93

    Protokolle zum intermittierenden Fasten   98

    Nachhaltige Lebensstiländerungen   104

Kapitel sieben   **113**

Konventionelle medizinische Behandlungen 113

    Medikamente gegen Fettleber   113

    Lebertransplantation   120

    Neue pharmazeutische Therapien   125

Kapitel Acht   **133**

Überwachung und Verfolgung des Fortschritts 133

    Leberfunktionstest   133

    Bildgebende Verfahren   136

    Personalisiertes Biomarker-Tracking   139

Kapitel Neun   **145**

Fettleber und Komorbiditäten   **145**

    Metabolisches Syndrom und Insulinresistenz 146

    Nichtalkoholische Steatohepatitis (NASH)   148

    Auswirkungen auf die kardiovaskuläre Gesundheit   152

Kapitel zehn   **157**

Stärkung von Patienten und Pflegepersonal 157

    Aufbau eines Support-Netzwerks   158

    Strategien zur Änderung des Lebensstils   161

    Navigieren in Gesundheitssystemen   164

Exklusiver Bonus   169

    30 nährstoffreiche, leberfreundliche Lebensmittel für Patienten mit Fettleber   169

Einführung

Wussten Sie, dass die Fettleber die Virushepatitis als weltweit häufigste Ursache für chronische Lebererkrankungen überholt hat? Diese verblüffende Statistik war der Auslöser, der mich als medizinischen Forscher dazu brachte, die Komplexität dieser stillen Epidemie zu entschlüsseln und Einzelpersonen mit dem Wissen und den Werkzeugen auszustatten, um diese oft übersehene Erkrankung effektiv zu bewältigen.

Jahrelang hatte ich meine Karriere der Erforschung verschiedener Lebererkrankungen gewidmet, aber erst als ich auf einen Fall stieß, der den Verlauf meiner Forschung für immer verändern würde, wurde mir das wahre Ausmaß des Problems klar. Der Patient, ein scheinbar gesunder Mensch, wurde von einer niederschmetternden Diagnose überrascht: fortgeschrittene Lebererkrankung, eine direkte Folge einer unentdeckten Fettleber.

Als ich mich eingehender mit der Forschung befasste, war ich von der schieren Verbreitung dieser Erkrankung beeindruckt. Schätzungen gehen davon aus, dass bis zu einem Viertel der Weltbevölkerung mit irgendeiner Form einer Fettlebererkrankung leben könnte, eine Statistik, die die dringende Notwendigkeit eines umfassenden, evidenzbasierten Managementansatzes unterstreicht.

Was die Fettlebererkrankung jedoch auszeichnet, ist ihre heimtückische Natur. Im Gegensatz zu bekannteren Lebererkrankungen verläuft diese Erkrankung oft ohne offensichtliche Symptome, sodass sie geräuschlos fortschreitet und verheerende Auswirkungen auf den Körper hat. Es handelt sich um eine stille Epidemie, die zu schwerwiegenden Komplikationen wie Leberzirrhose, Leberversagen und sogar Leberkrebs führen kann, wenn sie nicht kontrolliert wird.

Mein Weg in die Welt der Fettleber war nicht einfach. Ich stieß auf ein komplexes Netz miteinander verbundener Faktoren, von Stoffwechselstörungen bis hin zur Darmgesundheit, die alle eine Rolle bei der Entstehung und dem Fortschreiten dieser Erkrankung spielten. Herkömmliche Ansätze zur Behandlung von Lebererkrankungen reichten einfach nicht aus und ich wusste, dass eine neue, ganzheitliche Strategie erforderlich war.

Unbeirrt stellte ich ein Team aus engagierten Klinikern, Ernährungswissenschaftlern und Sportphysiologen zusammen und gemeinsam machten wir uns auf den Weg, es aufzudecken, die wirksamsten Methoden zur Behandlung einer Fettlebererkrankung. Wir erforschen die neuesten wissenschaftlichen Erkenntnisse, analysieren modernste Diagnoseinstrumente und testen innovative therapeutische Interventionen, alles mit dem Ziel, Patienten in die Lage zu versetzen, die

Kontrolle über ihre Lebergesundheit zu übernehmen.

Was ich unterwegs entdeckte, war wirklich bemerkenswert. Der Schlüssel zur erfolgreichen Behandlung einer Fettlebererkrankung liegt nicht nur in der Behandlung der Leber selbst, sondern auch in der Behandlung der zugrunde liegenden Stoffwechsel- und Lebensstilfaktoren, die zur Erkrankung beigetragen haben. Von der entscheidenden Rolle der Darmgesundheit bis hin zur transformativen Kraft der personalisierten Biomarker-Verfolgung waren die von uns entdeckten Strategien geradezu revolutionär.

Doch die Reise war nicht ohne Herausforderungen. Ich habe aus erster Hand die Frustrationen und Hindernisse miterlebt, mit denen Patienten oft konfrontiert sind, wenn sie sich im komplexen Gesundheitssystem zurechtfinden. Dies unterstreicht die dringende Notwendigkeit eines patientenzentrierten Pflege Ansatzes. Diese

Erfahrung bestärkte mich zusätzlich in meiner Entschlossenheit, einen umfassenden Leitfaden zu erstellen, der sowohl Einzelpersonen als auch Gesundheitsdienstleistern die Möglichkeit gibt, diese stille Epidemie direkt anzugehen.

„Fatty Liver Disease Management" ist der Höhepunkt meiner Forschungsreise, ein Beweis für die Widerstandsfähigkeit und Entschlossenheit der von dieser Erkrankung Betroffenen und ein Fahrplan für eine Zukunft, in der Fettlebererkrankungen keine stille Bedrohung mehr, sondern eine beherrschbare und beherrschbare Bedrohung darstellen sogar umkehrbar, Realität.

Auf diesen Seiten entdecken Sie eine Fülle an Wissen, von den komplexen Zusammenhängen zwischen Darm, Stoffwechsel und Herz-Kreislauf-Wohlbefinden bis hin zu modernsten Diagnosetools und innovativen Lebensstil Interventionen, die das Potenzial haben,

Leben zu verändern. Dieses Buch ist nicht nur ein medizinisches Nachschlagewerk; Es ist ein Aufruf zum Handeln, ein Aufruf an Einzelpersonen, die Kontrolle über ihre Lebergesundheit zu übernehmen, und an Gesundheitsdienstleister, einen ganzheitlichen, patientenzentrierten Ansatz für die Behandlung von Fettlebererkrankungen zu verfolgen.

Ich hoffe, dass wir durch die Weitergabe dieses Wissens einen weitreichenden Empowerment-Effekt erzeugen können, der Menschen dazu inspiriert, sich aktiv an ihren eigenen Gesundheit Wegen zu beteiligen, und Gesundheitsdienstleister dazu inspiriert, einen kollaborativen, evidenzbasierten Ansatz zur Bekämpfung dieser stillen Epidemie zu verfolgen. Gemeinsam können wir uns dieser unsichtbaren Herausforderung stellen und den Weg für eine Zukunft ebnen, in der Fettlebererkrankungen keine stille Bedrohung mehr, sondern eine beherrschbare und sogar reversible Realität sind.

Kapitel eins

Fettlebererkrankung verstehen

Was ist eine Fettlebererkrankung?

Hepatische Steatose oder Fettlebererkrankung tritt auf, wenn sich die Leber aufgrund der Ansammlung von zusätzlichem Fett vergrößert. Zu den vielen Stoffwechselfunktionen der Leber gehört die Verdauung und Nutzung von Proteinen, Kohlenhydraten und Lipiden. Verschiedene Gesundheitsprobleme, einschließlich der Entwicklung schwerwiegenderer Formen von Lebererkrankungen, können aus der abnormalen Ansammlung von Fett in der Leber resultieren.

Die alkoholische Fettlebererkrankung (AFLD) und die nichtalkoholische Fettlebererkrankung (NAFLD) sind die beiden häufigsten Formen der Fettlebererkrankung. Etwa 25–30 % der Weltbevölkerung leiden an einer nichtalkoholischen Fettlebererkrankung und sind damit die häufigste Form. Die nichtalkoholische Fettlebererkrankung (NAFLD) ist definiert durch das Vorhandensein von Leberfett, ohne dass übermäßiger Alkoholkonsum oder andere anerkannte Lebererkrankungen vorliegen.

Aber zu viel Alkohol kann dazu führen, dass sich Fett in der Leber ansammelt, eine Erkrankung, die als alkoholische Fettlebererkrankung bekannt ist. Obwohl Alkohol die Hauptursache für AFLD ist, ist es erwähnenswert, dass sich auch bei mäßigen Trinkern eine nichtalkoholische Fettlebererkrankung (NAFLD) entwickeln kann.

Sowohl NAFLD als auch AFLD können zu schwerwiegenden Erkrankungen wie nichtalkoholischer Steatohepatitis (NASH), Leberfibrose, Zirrhose und sogar Leberkrebs führen. Eine schwerere Form von NAFLD,NASH, verursacht Entzündungen und Schäden an Leberzellen, die zur Narbenbildung und schließlich zum Ersatz von gesundem Lebergewebe durch Narbengewebe führen können, das nicht mehr funktioniert.

Die Entwicklung und das Fortschreiten einer Fettlebererkrankung kann erhebliche Auswirkungen auf die allgemeine Gesundheit eines Menschen haben, da die Erkrankung häufig mit anderen Stoffwechselstörungen wie Fettleibigkeit, Typ-2-Diabetes und Herz-Kreislauf-Erkrankungen verbunden ist. Damit Management- und Prävention Initiativen wirksam sind, ist es wichtig, die Natur und die Merkmale der Fettlebererkrankung zu verstehen.

Ursachen und Risikofaktoren

Die Entwicklung einer Fettlebererkrankung ist vielfältig und weist unterschiedliche Faktoren und zugrunde liegende Ursachen auf. Das Verständnis der grundlegenden Ursachen dieser Krankheit ist entscheidend für die Identifizierung gefährdeter Personen und die Umsetzung gezielter Interventionen.

Eine der Hauptursachen für eine nichtalkoholische Fettlebererkrankung ist ein erhöhter Kalorienverbrauch, insbesondere bei einer Ernährung mit hohem Gehalt an gesättigten Fetten und raffinierten Kohlenhydraten. Wenn der Körper kontinuierlich mehr Energie verbraucht, als er verwerten kann, werden die überschüssigen Kalorien in der Regel als Fett in der Leber abgelagert. Dieser als De-novo-Lipogenese bekannte Prozess kann zur Bildung von Fett in den Leberzellen führen.

Fettleibigkeit ist ein wesentlicher Risikofaktor für NAFLD. Studien zeigen, dass bis zu 90 % der Patienten mit Fettleibigkeit auch an einer Fettlebererkrankung in gewissem Ausmaß leiden. Es wird angenommen, dass das zusätzliche Körpergewicht, insbesondere die Ansammlung von viszeralem Fett rund um die Bauchorgane, eine wichtige Rolle bei der Entstehung von NAFLD spielt.

Insulinresistenz, ein Merkmal des metabolischen Syndroms und des Typ-2-Diabetes, ist ein weiterer wichtiger Auslöser einer Fettlebererkrankung. Wenn der Körper eine Resistenz gegen die Wirkung von Insulin entwickelt, wird die Fähigkeit der Leber, den Glukose- und Lipidstoffwechsel zu kontrollieren, gestört, was zu einer übermäßigen Ansammlung von Fett in der Leber führt.

Genetische Faktoren können bei der Entstehung von NAFLD eine Rolle spielen. Bestimmte genetische Variationen, beispielsweise solche, die das Patatin-like-Phospholipase-Domain-Containing-Protein-3-Gen (PNPLA3) betreffen, wurden mit einem erhöhten Risiko für die Entwicklung einer Fettlebererkrankung und deren Fortschreiten in fortgeschrittenere Stadien in Verbindung gebracht.

Weitere Risikofaktoren für eine Fettlebererkrankung sind:

- Sitzender Lebensstil und mangelnde körperliche Aktivität
- Bestimmte Behandlungen wie Kortikosteroide und verschiedene Krebstherapien
- Schneller Gewichtsverlust oder Jo-Jo-Diät
- Schwangerschaftsbedingte Lebererkrankungen wie Schwangerschaftsdiabetes und Präeklampsie
- Bestimmte medizinische Störungen, einschließlich polyzystisches Ovarialsyndrom, Hypothyreose und Schlafapnoe

Bei der alkoholischen Fettlebererkrankung (AFLD) ist übermäßiger Alkoholkonsum die Hauptursache. Die Leber ist für die Verstoffwechselung und den Abbau von Alkohol verantwortlich. Wenn der Alkoholkonsum die Kapazität der Leber übersteigt, kann es zur Ansammlung von Fett in den Leberzellen kommen.

Es ist wichtig hervorzuheben, dass die Entwicklung von AFLD nicht ausschließlich von der Alkoholmenge abhängt getrunken, sondern auch von Faktoren wie der Dauer des Alkoholmissbrauchs, der individuellen genetischen Veranlagung und dem Vorliegen anderer zugrunde liegender Gesundheitsstörungen.

Das Erkennen der zahlreichen Ursachen und Risikofaktoren im Zusammenhang mit einer Fettlebererkrankung ist für medizinisches Fachpersonal und Patienten gleichermaßen von entscheidender Bedeutung, da es die Umsetzung maßgeschneiderter Präventions- und Managementmethoden ermöglicht.

Symptome und Diagnose

Eine Fettlebererkrankung, insbesondere im Frühstadium, äußert sich im Allgemeinen mit wenigen oder keinen sichtbaren Symptomen. Viele Menschen mit Fettleber sind sich ihrer Krankheit möglicherweise nicht bewusst, da sie lange Zeit unbemerkt bleiben kann. Mit fortschreitender Erkrankung können jedoch bestimmte Symptome auftreten.

Zu den häufigen Symptomen einer Fettleber gehören:

1. **Bauchbeschwerden oder Schmerzen**: Personen mit Fettleber berichten möglicherweise über ein dumpfes, schmerzendes Gefühl oder

Unbehagen im oberen rechten Quadranten des Bauches, wo sich die Leber befindet.

2. Müdigkeit und Müdigkeit: Aufgrund der erhöhten Stoffwechselbelastung der Leber kann es bei Personen mit einer Fettlebererkrankung zu anhaltender Müdigkeit und allgemeiner Energielosigkeit kommen.

3. Appetitlosigkeit: In manchen Situationen kann die Ansammlung von Fett in der Leber zu vermindertem Appetit oder Völlegefühl führen, selbst nach der Einnahme kleiner Mahlzeiten.

4. Übelkeit und Erbrechen: Einige Patienten mit schwerer Fettlebererkrankung verspüren gelegentlich Übelkeit oder Erbrechen, insbesondere nach dem Verzehr bestimmter Mahlzeiten oder Getränke.

5. Schwellung und Ödem: Da sich die Leber aufgrund der Fettansammlung vergrößert, kann sie

Druck auf umliegende Strukturen ausüben, was zu Schwellungen im Bauch oder in den Beinen führen kann.

Es ist wichtig zu bedenken, dass diese Symptome nicht nur auf eine Fettlebererkrankung beschränkt sind, sondern auch mit einer Reihe anderer Gesundheitsprobleme zusammenhängen können. Daher ist eine umfassende medizinische Untersuchung wichtig, um eine genaue Diagnose zu erhalten.

Die Diagnose einer Fettlebererkrankung erfordert häufig eine Kombination aus klinischer Beurteilung, Laboruntersuchungen und bildgebenden Verfahren.

1. **Klinische Beurteilung**: Ein medizinisches Fachpersonal führt eine vollständige Anamnese und körperliche Untersuchung durch und beurteilt Risikofaktoren wie Fettleibigkeit, Diabetes oder übermäßigen Alkoholkonsum.

2. Labortests: Blutuntersuchungen wie Leberfunktionstests (LFTs) können wichtige Informationen über die Gesundheit der Leber liefern. Erhöhte Werte von Leberenzymen wie Alaninaminotransferase (ALT) und Aspartataminotransferase (AST) können symptomatisch für eine Fettlebererkrankung sein.

3. Bildgebende Verfahren:

-**Ultraschall**: Diese nicht-invasive Bildgebung Technologie kann das Vorhandensein von Fett in der Leber erkennen und eine frühzeitige Beurteilung des Ausmaßes einer Fettlebererkrankung ermöglichen.

- **Computertomographie (CT)-Scan**: CT-Scans können eine gründlichere und quantitative Messung der Fettmenge in der Leber ermöglichen.

- **Magnetresonanztomographie (MRT)**: MRT-Techniken wie die Protonendichte-Fettfraktion (PDFF) und die Magnetresonanzspektroskopie (MRS) können den

Grad der Fettinfiltration in der Leber zuverlässig erkennen.

4. Leberbiopsie: Unter bestimmten Umständen kann eine Leberbiopsie durchgeführt werden, um die Diagnose zu bestätigen und den Schweregrad der Erkrankung zu bestimmen. Diese invasive Behandlung umfasst die Entnahme einer winzigen Leber Gewebeprobe zur histologischen Untersuchung.

Es ist wichtig hervorzuheben, dass eine Leberbiopsie häufig Fällen vorbehalten ist, bei denen die Diagnose nicht eindeutig ist oder wenn das Vorliegen und der Schweregrad von NASH bestimmt werden sollen, was Konsequenzen für die Behandlung und das Krankheitsmanagement haben könnte.

Eine frühzeitige Diagnose einer Fettlebererkrankung ist von entscheidender Bedeutung, da sie die Umsetzung geeigneter

Änderungen des Lebensstils und Therapien ermöglicht, um das Fortschreiten der Erkrankung zu verhindern und das Risiko schwerwiegenderer Folgen für die Leber zu begrenzen.

Kapitel Zwei

Die Darm-Leber-Verbindung

Die Rolle des Darm Mikrobioms bei der Fettleber

Das Darmmikrobiom, die komplexe Ansammlung von Mikroorganismen im menschlichen Magen-Darm-Trakt, hat sich als wesentliches Element bei der Entstehung und dem Fortschreiten einer Fettlebererkrankung herausgestellt. Es gibt immer mehr Hinweise darauf, dass die Zusammensetzung und Funktion des Darm Mikrobioms eine entscheidende Rolle bei der Pathogenese der nichtalkoholischen Fettlebererkrankung (NAFLD) und der alkoholischen Fettlebererkrankung (AFLD) spielt.

Das Darmmikrobiom ist für eine Vielzahl von Stoffwechsel-, Immun- und Signalfunktionen im menschlichen Körper verantwortlich. Bei einer Fettlebererkrankung kann die Darmflora mehrere wichtige Prozesse beeinflussen, die zur Fettansammlung in der Leber beitragen.

1. Gallensäure Stoffwechsel:
Die Leber ist für die Synthese von Gallensäuren verantwortlich, die für die Emulgierung und Aufnahme von Nahrungsfetten benötigt werden. Das Darmmikrobiom wiederum spielt eine entscheidende Rolle bei der Biotransformation von Gallensäuren, indem es Haupt Gallensäuren in sekundäre Gallensäuren umgewandelt. Störungen im Darmmikrobiom können zu Störungen der Gallensäure Zusammensetzung führen, die den Fettstoffwechsel beeinträchtigen und die Speicherung von Fett in der Leber fördern können.

2. Darmpermeabilität und Endotoxämie:

Eine gesunde Darmmikrobiota trägt dazu bei, die Integrität der Darmbarriere aufrechtzuerhalten und zu verhindern, dass bakterielle Produkte wie Lipopolysaccharide (LPS) in den Blutkreislauf gelangen. Ein Ungleichgewicht im Darmmikrobiom, oft als Dysbiose bezeichnet, kann jedoch zu einer erhöhten Darmpermeabilität führen, einem Zustand, der als „Leaky Gut" bekannt ist. Dies ermöglicht die Translokation von LPS und anderen entzündungsfördernd Moleküle in den Pfortaderkreislauf, die anschließend die Leber erreichen und Entzündungsreaktionen auslösen können, was zur Entwicklung und zum Fortschreiten einer Fettlebererkrankung beiträgt.

3. Energiegewinnung und Substrat Verfügbarkeit:
Die Darmflora kann die Effizienz der Energiegewinnung und Nährstoffaufnahme aus der Mahlzeit verändern. Bestimmte mikrobielle Darm Profile werden mit einer erhöhten Fähigkeit zur Aufnahme von Energie aus der Nahrung in

Verbindung gebracht, was zur Speicherung überschüssiger Kalorien als Fett in der Leber führt. Darüber hinaus kann die Darmmikrobiota die Verfügbarkeit von Substraten wie Cholin beeinflussen, das für die Verpackung und den Export von Lipiden aus der Leber benötigt wird.

4. Insulinsensitivität und Stoffwechselregulation:

Das Darmmikrobiom kann die Insulinsensitivität und den Glukosestoffwechsel beeinflussen, die in direktem Zusammenhang mit der Entstehung einer Fettlebererkrankung stehen. Veränderungen in der Darmflora werden mit der Entwicklung einer Insulinresistenz in Verbindung gebracht, einer kritischen Ursache für NAFLD und AFLD. Die aus dem Darm stammenden Metaboliten, wie zum Beispiel kurzkettige Fettsäuren, können Signalwege verändern, die an der Glukose- und Lipid Homöostase beteiligt sind.

5. Entzündungsreaktionen:

Die Darmmikrobiota kann das Immunsystem und die Entzündungsreaktionen des Wirts beeinflussen. Dysbiose und die damit einhergehende Freisetzung bakterieller Produkte wie LPS können die Aktivierung entzündungsfördernder Signalwege auslösen und so zur Entwicklung einer Leberentzündung beitragen, die ein Kennzeichen der nichtalkoholischen Steatohepatitis (NASH), einer schwereren Form der NAFLD, ist .

Zahlreiche Studien haben darauf hingewiesen, dass Personen mit NAFLD und AFLD häufig unterschiedliche Darmmikroben Profile aufweisen, die durch verringerte Diversität, veränderte Zusammensetzung und das Vorhandensein spezifischer Bakterienarten gekennzeichnet sind. Diese mikrobiellen Anomalien im Darm wurden mit verschiedenen Merkmalen einer Fettlebererkrankung in Verbindung gebracht, darunter dem Grad der Fettspeicherung, der Prävalenz von Entzündungen und der Wahrscheinlichkeit der Krankheitsentwicklung.

Das Verständnis des komplizierten Zusammenhangs zwischen der Darmflora und der Entstehung einer Fettlebererkrankung hat neue Optionen für mögliche Behandlungstherapien eröffnet. Strategien, die auf das Darmmikrobiom abzielen, wie der Einsatz von Probiotika, Präbiotika und die Transplantation fäkaler Mikrobiota, haben ermutigende Ergebnisse bei der Verbesserung der Leberfunktion und möglicherweise bei der Korrektur von Fettlebererkrankungen gezeigt.

Leaky Gut und seine Auswirkungen

Das Konzept des „Leaky Gut", auch bekannt als erhöhte Darmpermeabilität, hat sich als wesentliches Element in der Pathophysiologie der Fettlebererkrankung herausgestellt. Unter Leaky Gut versteht man einen Zustand, bei dem die Integrität der Darmbarriere beeinträchtigt ist und zahlreiche Substanzen, darunter Bakterien Produkte, Toxine und unverdaute Nahrungspartikel, in den Blutkreislauf gelangen können.

Im Zusammenhang mit einer Fettlebererkrankung ist die Beteiligung eines Leaky Guts von besonderer Bedeutung, da dieser auf mehreren Wegen zur Entstehung und zum Fortschreiten der Erkrankung beitragen kann.

1. Endotoxämie und Entzündung:
Wenn die Darmbarriere gestört ist, können bakterielle Endotoxine wie Lipopolysaccharide (LPS) in den Pfortaderkreislauf gelangen und die Leber erreichen. Diese Endotoxine können Kupfer-Zellen, die in der Leber ansässigen Makrophagen, aktivieren und die Produktion entzündungsfördernder Zytokine und Chemokine anregen. Diese entzündliche Reaktion kann zu einer Schädigung der Hepatozyten (Leberzellen), zur Fettansammlung in der Leber und zur Entwicklung

einer nichtalkoholischen Steatohepatitis (NASH) führen.

2. Dysregulation der Darm-Leber-Achse:
Die Darm-Leber-Achse bezeichnet die bidirektionale Kommunikation zwischen dem Magen-Darm-Trakt und der Leber. Ein undichter Darm bringt das empfindliche Gleichgewicht dieser Achse durcheinander und führt zu einer Dysregulation mehrerer Stoffwechsel- und Signalwege. Dies kann zur Entwicklung einer Insulinresistenz, einem veränderten Gallensäure Stoffwechsel und anderen Stoffwechselstörungen führen, die alle stark mit der Pathophysiologie einer Fettlebererkrankung zusammenhängen.

3. Veränderte Nährstoffaufnahme und Stoffwechsel:
Ein undichter Darm kann die korrekte Aufnahme und Nutzung wichtiger Nährstoffe wie Cholin und bestimmte Vitamine beeinträchtigen. Cholin ist beispielsweise für die Verpackung und den Export

von Lipiden aus der Leber notwendig. Eine verringerte Cholin Verfügbarkeit aufgrund eines durchlässigen Darms kann die Bildung von Fett in der Leber fördern und zur Entwicklung von NAFLD beitragen.

4. Dysbiose des Darm Mikrobioms:
Ein undichter Darm geht häufig mit Anomalien in der mikrobiellen Zusammensetzung des Darms einher, die zu einer Dysbiose führen. Diese Dysbiose kann die Entzündungs- und Stoffwechselstörungen weiter verschlimmern und einen sich selbst fortsetzen den Kreislauf erzeugen, der den Verlauf einer Fettlebererkrankung beschleunigt.

Mehrere Faktoren können zur Entstehung eines Leaky Gut führen, darunter:

- Diät mit hohem Anteil an verarbeiteten Lebensmitteln, raffinierten Kohlenhydraten und schädlichen Fetten

- Chronischer Stress und psychische Belastung
- Übermäßiger Alkoholkonsum
- Bestimmte Medikamente wie Antibiotika und nichtsteroidale entzündungshemmende Medikamente
- zugrunde liegende Magen-Darm-Erkrankungen, wie z. B. entzündliche Darmerkrankungen

Die Behandlung eines Leaky-Gut-Syndroms gilt als entscheidender Bestandteil bei der Behandlung einer Fettlebererkrankung. Durch die Wiederherstellung der Integrität der Darmbarriere und die Unterstützung einer gesunden Darmflora können Therapien gegen Leaky Gut einen positiven Einfluss auf die Leberfunktion haben und möglicherweise den Verlauf einer Fettlebererkrankung umkehren.

Ernährungsstrategien für die Darmgesundheit

Angesichts der wesentlichen Rolle des Darm Mikrobioms und der Integrität der Darmbarriere bei der Entstehung und dem Fortschreiten einer Fettlebererkrankung ist die Einführung von Ernährungsplänen, die die Darmgesundheit unterstützen, von entscheidender Bedeutung. Durch die Ernährung des Darms kann der Einzelne möglicherweise das Risiko einer Fettlebererkrankung minimieren und die allgemeine Lebergesundheit verbessern.

1. Ballaststoffreiche Lebensmittel:
Der Verzehr einer Ernährung mit vielen ballaststoffhaltigen Lebensmitteln ist für die Aufrechterhaltung einer gesunden Darmmikrobiota von entscheidender Bedeutung. Ballaststoffe wirken als Präbiotikum und unterstützen das Wachstum und die Vermehrung einer gesunden Darmflora.

Lösliche Ballaststoffe, wie sie beispielsweise in Obst, Gemüse, Vollkornprodukten und Hülsenfrüchten vorkommen, können vom Darm Mikroorganismen fermentiert werden, was zur Bildung kurzkettiger Fettsäuren (SCFAs) führt. Diese SCFAs spielen eine wichtige Rolle bei der Aufrechterhaltung der Integrität der Darmbarriere und der Abschwächung von Entzündungsreaktionen, was beides im Zusammenhang mit einer Fettlebererkrankung von entscheidender Bedeutung ist.

2. Probiotika Reiche Lebensmittel:
Die Einbeziehung probiotika reicher Lebensmittel in die Ernährung kann dazu beitragen, das Gleichgewicht der Darmflora wiederherzustellen und die allgemeine Darmgesundheit zu verbessern. Probiotika sind lebende Bakterien, die bei Einnahme in geeigneten Konzentrationen gesundheitliche Vorteile bringen können. Lebensmittel wie Joghurt, Kefir, fermentiertes Gemüse (zB. Sauerkraut, Kimchi) und fermentierte

Getränke (z. B. Kombucha) sind gute Quellen für Probiotika. Probiotika können dazu beitragen, die Darmbarriere zu verbessern, Entzündungen zu reduzieren und das Immunsystem zu modifizieren, was sich allesamt positiv auf die Lebergesundheit auswirken kann.

3. Polyphenolreiche Lebensmittel:
Polyphenole sind eine Klasse pflanzlicher Chemikalien mit starker antioxidativer und entzündungshemmender Wirkung. Diese Chemikalien können sich positiv auf das Darmmikrobiom auswirken, indem sie gezielt das Wachstum guter Bakterien fördern und die Vermehrung gefährlicher Keime verhindern. Polyphenolreiche Lebensmittel wie Beeren, grüner Tee, Schokolade sowie verschiedene Kräuter und Gewürze können zur Erhaltung eines gesunden Darms beitragen und möglicherweise das Fortschreiten einer Fettlebererkrankung verringern.

4. Omega-3-Fettsäuren:

Omega-3-Fettsäuren, wie sie in fettem Fisch, Walnüssen und Leinsamen vorkommen, haben nachweislich eine positive Wirkung auf die Darmflora und die Darmbarriere Funktion. Diese entzündungshemmenden Substanzen können dazu beitragen, Entzündungen in der Leber zu reduzieren und möglicherweise das allgemeine Stoffwechselprofil im Zusammenhang mit einer Fettlebererkrankung zu verbessern.

5. Flüssigkeitszufuhr und Wasseraufnahme:

Eine ausreichende Flüssigkeitszufuhr ist für die Erhaltung eines gesunden Magens von entscheidender Bedeutung. Wasser spielt eine Schlüsselrolle bei der Aufrechterhaltung der Integrität der Darmbarriere und der Unterstützung der Funktion des Darm Mikrobioms. Dehydrierung kann zu einer erhöhten Darmpermeabilität führen und zur Entwicklung eines durchlässigen Darms beitragen, der, wie bereits beschrieben, eng mit der

Ätiologie einer Fettlebererkrankung zusammenhängt.

6. Minimierung verarbeiteter Lebensmittel und Zusatzstoffe:
Stark verarbeitete Lebensmittel enthalten häufig zahlreiche Lebensmittel Chemikalien, Konservierungsstoffe und künstliche Süßstoffe, die die Darmmikrobiota schädigen können. Diese Stoffe können das Gleichgewicht der Darmbakterien stören, Entzündungen verursachen und zur Entstehung von Stoffwechselstörungen, einschließlich Fettlebererkrankungen, beitragen. Die Minimierung des Verzehrs verarbeiteter Lebensmittel und die Entscheidung für vollwertige, minimal verarbeitete Lebensmittel können zur Aufrechterhaltung eines gesunden Darmmilieus beitragen.

Durch die Einbeziehung dieser Ernährungsgewohnheiten in einen umfassenden Ansatz zur Bekämpfung von Fettlebererkrankungen können Einzelpersonen die Gesundheit ihrer Darmflora und Darmbarriere fördern, wodurch möglicherweise das Risiko eines Fortschreitens der Krankheit verringert und die allgemeine Leberfunktion verbessert wird.

Kapitel drei

Ernährung zur Fettleber-Kontrolle

Makronährstoff Ausgleich

Das richtige Makronährstoff Gleichgewicht ist ein wesentlicher Bestandteil einer umfassenden Strategie zur Kontrolle von Fettlebererkrankungen. Die drei Makronährstoffe – Kohlenhydrate, Proteine und Fette – spielen eine einzigartige Rolle bei der Entstehung und dem Fortschreiten der nichtalkoholischen Fettlebererkrankung (NAFLD) und der alkoholischen Fettlebererkrankung (AFLD). Die Einhaltung eines angemessenen Makronährstoffverhältnisses trägt dazu bei, die Fettansammlung in der Leber zu reduzieren und die allgemeine Leberfunktion zu verbessern.

1. Kohlenhydrate:

Kohlenhydrate sind die Hauptenergiequelle des Körpers und ihr übermäßiger Verzehr kann zur Entstehung einer Fettlebererkrankung beitragen. Einfache, raffinierte Kohlenhydrate, wie sie in zugesetztem Zucker, Weißbrot und Gebäck enthalten sind, können zu einem schnellen Anstieg des Blutzuckerspiegels führen und die Freisetzung von Insulin aktivieren. Eine übermäßige Insulinproduktion kann die Umwandlung überschüssiger Kohlenhydrate in Fettsäuren fördern, die dann in der Leber gespeichert werden, was zur Entstehung von NAFLD beiträgt.

Um eine Fettlebererkrankung zu kontrollieren, ist es wichtig, sich auf den Verzehr komplexer, ballaststoffreicher Kohlenhydrate zu konzentrieren, wie sie beispielsweise in Vollkornprodukten, Obst und Gemüse enthalten sind. Diese komplexen Kohlenhydrate werden langsamer verdaut und absorbiert, was zu einer gleichmäßigen

Energieversorgung führt und die Belastung der Leber minimiert. Darüber hinaus kann der Ballaststoffanteil dieser Kohlenhydratquellen dazu beitragen, die Darmgesundheit zu verbessern und Entzündungen zu reduzieren, was sich beides positiv auf die Leberfunktion auswirkt.

Die empfohlene Kohlenhydratzufuhr für Personen mit einer Fettlebererkrankung liegt oft im Bereich von 40–50 % ihrer gesamten täglichen Kalorienaufnahme. Dies kann jedoch aufgrund individueller Merkmale, wie etwa dem Vorliegen einer Insulinresistenz oder der Schwere der Erkrankung, variieren.

2. Proteine:
Die Proteinaufnahme ist entscheidend für die Erhaltung und Reparatur des Lebergewebes sowie für die Unterstützung der allgemeinen Stoffwechselfunktion. Bei einer Fettlebererkrankung kann eine ausreichende Proteinzufuhr hilfreich sein beim Konservieren der

Muskelmasse, die für die Aufrechterhaltung eines gesunden Stoffwechsels notwendig ist.

Entscheiden Sie sich für hochwertige, magere Proteinquellen wie Geflügel, Fisch, Eier, Linsen und fettarme Milchprodukte. Diese Proteinquellen führen weniger wahrscheinlich zur Fettansammlung in der Leber. Vermeiden Sie verarbeitete und fettreiche Proteinquellen wie rotes Fleisch, Vollmilchprodukte und verarbeitetes Fleisch, da diese Entzündungen verursachen und die Krankheit verschlimmern können.

Die empfohlene Proteinzufuhr für Personen mit einer Fettlebererkrankung liegt oft im Bereich von 20–30 % ihrer gesamten täglichen Kalorienaufnahme. Dies kann je nach individuellen Merkmalen, wie der Prävalenz einer Insulinresistenz oder der Notwendigkeit des Muskelerhalts, verändert werden.

3. Fette:

Art und Menge der aufgenommenen Nahrungsfette spielen bei der Behandlung einer Fettlebererkrankung eine entscheidende Rolle. Ungesättigte Fette, wie sie in Olivenöl, Avocados, Mandeln und fettem Fisch enthalten sind, haben nachweislich einen positiven Einfluss auf die Lebergesundheit.

Einfach ungesättigte Fette, wie sie in Olivenöl und Avocados enthalten sind, können dazu beitragen, die Insulinsensitivität zu verbessern und Entzündungen zu reduzieren, was beides für die Kontrolle von Fettlebererkrankungen von entscheidender Bedeutung ist. Mehrfach ungesättigte Fette, insbesondere Omega-3-Fettsäuren, die in fettem Fisch enthalten sind, haben entzündungshemmende Eigenschaften und können dazu beitragen, die Fettbildung in der Leber zu verhindern.

Andererseits könnten gesättigte Fette und Transfette, die typischerweise in frittierten

Lebensmitteln, Backwaren und verarbeitetem Fleisch vorkommen, zum Fortschreiten einer Fettlebererkrankung beitragen, indem sie Entzündungen und Insulinresistenz verstärken.

Die empfohlene Gesamt Fettzufuhr für Personen mit einer Fettlebererkrankung liegt normalerweise im Bereich von 25–35 % ihrer täglichen Gesamt Kalorienaufnahme, mit einer Konzentration an ungesättigten Fetten und einer geringen Aufnahme an gesättigten Fetten und Transfetten.

Es ist wichtig zu beachten, dass das geeignete Makronährstoff Gleichgewicht je nach individuellen Umständen variieren kann, wie z. B. der Schwere der Fettlebererkrankung, dem Vorliegen von Begleiterkrankungen (zB. Diabetes, metabolisches Syndrom) und persönlichen Vorlieben. Die enge Zusammenarbeit mit einem erfahrenen Arzt, beispielsweise einem registrierten Ernährungsberater, kann dabei helfen, die am besten geeignete Makronährstoffverteilung für die Bedürfnisse und Ziele jedes Einzelnen zu ermitteln.

Entzündungshemmende Lebensmittel

Die Reduzierung von Entzündungen ist ein entscheidender Teil der Kontrolle von Fettlebererkrankungen, da chronische Entzündungen zum Fortschreiten der Erkrankung und zur Entwicklung schwerwiegenderer Leberprobleme wie nichtalkoholischer Steatohepatitis (NASH) und Leberfibrose beitragen können.

Die Aufnahme entzündungshemmender Produkte in die Ernährung kann dazu beitragen, die mit einer Fettlebererkrankung verbundenen Entzündungsprozesse zu verringern und die allgemeine Leberfunktion zu verbessern. Hier sind einige wichtige entzündungshemmende Lebensmittel, die Sie berücksichtigen sollten:

1. Omega-3-Fettsäuren:
Omega-3-Fettsäuren, wie sie in fettem Fisch (zB. Lachs, Makrele, Sardine) enthalten sind, haben erhebliche entzündungshemmende Eigenschaften. Diese notwendigen Fettsäuren können dazu beitragen, die Synthese entzündungsfördernder Zytokine und Eicosanoide zu begrenzen, die an der Entzündungskaskade beteiligt sind. Der Verzehr von fettem Fisch oder die Einnahme von Omega-3-Nahrungsergänzungsmitteln kann für Patienten mit Fettleber sinnvoll sein.

2. Obst und Gemüse:
Obst und Gemüse sind reich an einer Vielzahl von Antioxidantien, Vitaminen und sekundären Pflanzenstoffen, die entzündungshemmende Eigenschaften aufweisen. Einige besonders vorteilhafte Alternativen sind:
- Beeren (zB. Blaubeeren, Himbeeren, Erdbeeren)

- Blattgemüse (zB. Spinat, Grünkohl, Rucola)
- Kreuzblütler (zB. Brokkoli, Blumenkohl, Rosenkohl)
- Zitrusfrüchte (z. B. Orangen, Zitronen, Limetten)
- Tomaten (reich an dem Antioxidans Lycopin)

3. Nüsse und Samen:
Nüsse und Samen sind gute Lieferanten von entzündungshemmenden Fetten wie einfach und mehrfach ungesättigten Fetten sowie Antioxidantien und Ballaststoffen. Beispiele hierfür sind Mandeln, Walnüsse, Chiasamen und Leinsamen.

4. Vollkornprodukte:
Vollkornprodukte wie brauner Reis, Quinoa und Vollkorn sind reich an Ballaststoffen und können helfen, Entzündungen zu lindern, indem sie eine gesunde Darmflora fördern und die Insulinsensitivität steigern.

5. Gewürze und Kräuter:

Bestimmte Gewürze und Kräuter haben nachweislich eine starke entzündungshemmende Wirkung. Beispiele hierfür sind Kurkuma (Curcumin), Ingwer, Zimt und Rosmarin.

6. Fermentierte Lebensmittel:
Fermentierte Lebensmittel wie Joghurt, Kefir, Sauerkraut und Kimchi enthalten Probiotika, die helfen können, Entzündungen zu reduzieren, indem sie das Darmmikrobiom verändern und die Darm Barrierefunktion verbessern.

7. Grüner Tee:
Grüner Tee ist reich an Polyphenolen, insbesondere Epigallocatechingallat (EGCG), das nachweislich entzündungshemmende Wirkungen hat und zum Schutz der Leber beitragen kann.

Durch die Integration dieser entzündungshemmenden Lebensmittel in eine ausgewogene Ernährung könnten Patienten mit Fettleber möglicherweise Entzündungen reduzieren, die Leberfunktion verbessern und den Krankheitsverlauf verlangsamen.

Es ist wichtig zu beachten, dass bestimmte Mahlzeiten zwar von Vorteil sein können, eine ganzheitliche Strategie zur Behandlung einer Fettlebererkrankung jedoch auch andere Anpassungen des Lebensstils umfassen sollte, wie z. B. regelmäßige Bewegung, Gewichtskontrolle und Stressbewältigung.

Leberunterstützende Nährstoffe

Neben einer ausgewogenen Zufuhr von Makronährstoffen und dem Verzehr entzündungshemmender Mahlzeiten sind bestimmte Nährstoffe, die die Gesundheit und Funktion der Leber fördern, für die Behandlung von Fettlebererkrankungen von entscheidender Bedeutung. Diese Nährstoffe können zum Schutz der Leber beitragen, die Regeneration fördern und möglicherweise die Fettbildung in der Leber umkehren.

1. Cholin:
Cholin ist ein wichtiges Vitamin, das eine entscheidende Funktion beim Stoffwechsel und Export von Lipiden aus der Leber spielt. Ein unzureichender Cholin Konsum wird mit der Entwicklung und dem Fortschreiten einer nichtalkoholischen Fettlebererkrankung (NAFLD) in Verbindung gebracht. Zu den cholin reichen Lebensmitteln gehören Eier, fetter Fisch, Rinder, Geflügel und einige Gemüsesorten (z. B. Brokkoli und Blumenkohl).

2. Vitamin E:
Vitamin E ist ein starkes Antioxidans, das dazu beitragen kann, die Leber vor oxidativem Stress und Entzündungen zu schützen, die beide an der Pathophysiologie der Fettlebererkrankung beteiligt sind. Studien haben gezeigt, dass eine

Nahrungsergänzung mit Vitamin E die Leberhistologie verbessern und den Schweregrad von NASH bei Personen mit NAFLD verringern kann.

3. Vitamin D:
Vitamin D wird mit zahlreichen Aspekten der Leberfunktion in Verbindung gebracht, darunter mit der Regulierung von Entzündungen und dem Fettstoffwechsel. Bei Personen mit NAFLD wurden niedrige Vitamin-D-Spiegel beobachtet, und eine Nahrungsergänzung kann zur Verbesserung der Leberfunktion beitragen und das Risiko der Krankheitsentwicklung verringern.

4. Omega-3-Fettsäuren:
Wie bereits erwähnt, haben Omega-3-Fettsäuren, wie sie beispielsweise in fettem Fisch enthalten sind, entzündungshemmende Eigenschaften und können dazu beitragen, die Fettbildung in der Leber zu verhindern. Es wurde nachgewiesen, dass eine Nahrungsergänzung mit Omega-3-Fettsäuren

die Leberenzymwerte verbessert und die Fettansammlung in der Leber bei Personen mit NAFLD verringert.

5. Methionin und S-Adenosylmethionin (SAMe):

Methionin ist eine essentielle Aminosäure, die im Körper in S-Adenosylmethionin (SAMe) umgewandelt wird. SAMe spielt eine entscheidende Rolle bei der Herstellung von Glutathion, einem starken Antioxidans, das die Leber schützt. Die Ergänzung mit SAMe wurde als potenzielle Therapie für NAFLD und NASH untersucht.

6. Zink:

Zink ist ein wichtiger Mineralstoff, der an verschiedenen Leber Aktivitäten beteiligt ist, darunter der Proteinsynthese, der Enzymaktivität und der antioxidativen Abwehr. Zinkmangel wird mit einem erhöhten Risiko für NAFLD und Leberfibrose in Verbindung gebracht. Für Personen mit einer Fettleber kann es von Vorteil sein, eine ausreichende Zinkaufnahme über die Nahrung oder Nahrungsergänzung sicherzustellen.

7. Selen:

Selen ist ein Spurenelement, das als Antioxidant dient und die Leberfunktion unterstützt. Niedrige Selenwerte wurden mit der Entwicklung und dem Fortschreiten von NAFLD in Verbindung gebracht. Es kann von Vorteil sein, selenreiche Lebensmittel wie Paranüsse, Schalentiere und einige Fleischsorten zu sich zu nehmen oder über eine Eisenergänzung nachzudenken.

8. Coenzym Q10 (CoQ10):

Coenzym Q10 ist ein fettlösliches Antioxidans, das eine entscheidende Funktion bei der Energiesynthese in den Leberzellen spielt. Bei Personen mit NAFLD wurden verringerte CoQ10-Spiegel beobachtet, und eine Nahrungsergänzung kann dazu beitragen, die Leberfunktion zu verbessern und oxidativen Stress zu reduzieren.

Durch die Aufnahme dieser leberunterstützenden Nährstoffe in die Ernährung, entweder über Nahrungsquellen oder durch gezielte Nahrungsergänzung (falls erforderlich), können Personen mit Fettleber möglicherweise ihre allgemeine Lebergesundheit verbessern, die Fettansammlung in der Leber reduzieren und das Risiko einer Fettlebererkrankung mindern Krankheitsprogression.

Es ist wichtig, sich an einen Arzt zu wenden, beispielsweise an einen qualifizierten Ernährungsberater oder einen Hepatologen, um die richtigen Ernährungsempfehlungen und alle erforderlichen Nahrungsergänzungsmittel auf der Grundlage der individuellen Bedürfnisse und der Schwere des Fettleber Problems zu ermitteln.

Kapitel Vier

Bewegungs- und Lebensstil Interventionen

Die Bedeutung körperlicher Aktivität

Regelmäßige körperliche Bewegung ist ein Grundstein für die Kontrolle und potenzielle Heilung einer Fettlebererkrankung, insbesondere im Fall der nichtalkoholischen Fettlebererkrankung (NAFLD). Es hat sich gezeigt, dass Bewegung einen erheblichen Einfluss auf verschiedene Aspekte der Lebergesundheit hat und daher ein entscheidender Bestandteil einer umfassenden Strategie zur Behandlung von Fettlebererkrankungen ist.

1. Reduzierung des Leberfettgehalts:

Einer der Hauptvorteile regelmäßiger Bewegung für Menschen mit einer Fettlebererkrankung ist die Reduzierung des Leberfettgehalts. Studien haben wiederholt bewiesen, dass sowohl Aerobic als auch Krafttraining die Fettbildung in der Leber erheblich reduzieren können. Diese Verringerung des Leberfettgehalts ist erheblich, da sie dazu beitragen kann, das Fortschreiten der Krankheit zu verhindern und möglicherweise die frühen Stadien der NAFLD umzukehren.

2. Verbesserte Insulinsensitivität:
Die Insulinresistenz ist eine der Hauptursachen für Fettlebererkrankungen, da sie zu einem Ungleichgewicht im Fettstoffwechsel und zur Fettansammlung in der Leber führt. Regelmäßige körperliche Aktivität steigert nachweislich die Insulinsensitivität, was dazu beitragen kann, die Glukose- und Lipid Homöostase zu verbessern und so das Risiko eines Fortschreitens der Fettlebererkrankung zu verringern.

3. Verringerung der Entzündung:
Chronische Entzündungen sind ein Merkmal der nichtalkoholischen Steatohepatitis (NASH), einer schwereren Form der NAFLD. Sport kann helfen, Entzündungen zu reduzieren, indem er die Synthese entzündungsfördernder Zytokine verändert und die Freisetzung entzündungshemmender Myokine (von Muskelzellen freigesetzte Moleküle) steigert. Diese Verringerung der Entzündung kann dazu beitragen, die mit NASH verbundenen Leberschäden zu minimieren und die Krankheit möglicherweise umzukehren.

4. Förderung von Gewichtsverlust und -management:
Übergewicht und Fettleibigkeit sind wesentliche Risikofaktoren für die Entstehung und das Fortschreiten einer Fettlebererkrankung. Regelmäßige körperliche Bewegung in Kombination mit einer ausgewogenen Ernährung kann eine wirksame Methode zur Erlangung und

Aufrechterhaltung eines gesunden Körpergewichts sein. Es hat sich gezeigt, dass eine Gewichtsabnahme die Lebergesundheit erheblich verbessert und die Schwere einer Fettlebererkrankung verringert.

5. Verbesserung der kardiovaskulären Gesundheit:

Eine Fettlebererkrankung ist häufig mit einem erhöhten Risiko für Herz-Kreislauf-Erkrankungen verbunden, da beiden Erkrankungen gemeinsam zugrunde liegende Prozesse wie Insulinresistenz und Stoffwechselstörungen zugrunde liegen. Regelmäßige körperliche Bewegung kann mehrere kardiovaskuläre Risikofaktoren wie Bluthochdruck, Dyslipidämie und Endothelfunktion verbessern und somit das allgemeine kardiovaskuläre Risiko bei Personen mit Fettlebererkrankung verringern.

Wenn es um die Art und Intensität der körperlichen Aktivität geht, wird Patienten mit Fettleber häufig eine Kombination aus Aerobic und Krafttraining empfohlen:

Aerobic Übung:

- Aerobic-Aktivitäten mittlerer Intensität wie zügiges Gehen, Joggen, Radfahren oder Schwimmen sind besonders nützlich.
- Streben Sie mindestens 150 Minuten Aerobic-Training mittlerer Intensität pro Woche oder 75 Minuten Aerobic-Training hoher Intensität pro Woche an.

Krafttraining:

- Das Einbeziehen von Widerstandsübungen wie Gewichtheben oder Körpergewichtstraining kann zum Aufbau und Erhalt von Muskelmasse beitragen, die für den Stoffwechsel und die Insulinsensitivität von entscheidender Bedeutung ist.
- Streben Sie zwei bis drei Widerstandsübungen pro Woche an, bei denen alle wichtigen Muskelgruppen trainiert werden.

Es ist wichtig zu betonen, dass Personen mit einer Fettlebererkrankung mit einer moderaten und progressiven Herangehensweise an körperliche Betätigung beginnen und dabei ihr aktuelles Fitnessniveau und alle zugrunde liegenden gesundheitlichen Bedenken berücksichtigen sollten. Die Beratung durch einen Arzt, beispielsweise einen Physiotherapeuten oder einen Sportspezialisten, kann dabei helfen, ein individuelles Aktivitätsprogramm zu entwickeln, das sicher und wirksam zur Kontrolle von Fettlebererkrankungen ist.

Techniken zur Stressbewältigung

Chronischer Stress ist ein bekannter Faktor bei der Entstehung und dem Fortschreiten einer Fettlebererkrankung. Erhöhter Stress kann schädliche Auswirkungen auf mehrere physiologische Systeme haben und zu vermehrten Entzündungen, Stoffwechselstörungen und der Verschlechterung der zugrunde liegenden Probleme im Zusammenhang mit einer Fettlebererkrankung führen. Daher ist die Implementierung wirksamer Ansätze zur Stressbewältigung im Rahmen einer umfassenden Lebensstilintervention für Personen mit Fettlebererkrankung von entscheidender Bedeutung.

1. Achtsamkeit und Meditation:
Praktiken wie Achtsamkeitsmeditation, die konzentrierte Aufmerksamkeit und ein nicht wertendes Bewusstsein für den gegenwärtigen Moment erfordern, haben nachweislich einen guten Einfluss auf die Leberfunktion. Achtsamkeit kann dabei helfen, Stress abzubauen, Entzündungen zu lindern und das allgemeine Wohlbefinden zu steigern, was Menschen mit einer Fettlebererkrankung helfen kann.

2. Atemübungen:

Durch tiefe Atemübungen wie Zwerchfellatmung oder Beatmung kann das parasympathische Nervensystem aktiviert werden, das für die Ruhe- und Verdauung Reaktion des Körpers verantwortlich ist. Dies kann dazu beitragen, die physiologischen Auswirkungen von Stress auszugleichen, den Cortisolspiegel zu senken und ein Gefühl der Entspannung zu erzeugen.

3. Yoga und Tai Chi:
Praktiken wie Yoga und Tai Chi kombinieren körperliche Bewegung, Atemkontrolle und Achtsamkeit und sind somit wirksame Instrumente zur Stressbewältigung. Diese Geist-Körper-Übungen wurden mit einer Verringerung von Entzündungen, einer verbesserten Insulinsensitivität und einer insgesamt besseren Leberfunktion bei Personen mit Fettlebererkrankungen in Verbindung gebracht.

4. Progressive Muskelentspannung:

Progressive Muskelentspannung (PMR) ist eine Technik, bei der verschiedene Muskelgruppen im ganzen Körper systematisch angespannt und entspannt werden. Diese Technik kann dazu beitragen, körperliche Spannungen abzubauen und einen Zustand tiefer Entspannung zu erzeugen, was für Personen von Vorteil sein kann, die mit der Belastung durch die Behandlung einer chronischen Erkrankung wie einer Fettleber zu kämpfen haben.

5. Kognitive Verhaltenstherapie (CBT):
Die kognitive Verhaltenstherapie ist ein Psychotherapie Stil, der Patienten dabei hilft, negative Gedankenmuster und Verhaltensweisen, die zu Stress und Ängsten beitragen, zu entdecken und zu verbessern. CBT kann besonders wirksam für Patienten mit Fettleber sein, die möglicherweise unter den emotionalen und psychologischen Komponenten ihrer Erkrankung leiden.

6. Soziale Unterstützung und Beratung:

Die Unterstützung von Freunden, Familie, Selbsthilfegruppen oder Experten für psychische Gesundheit kann Menschen mit Fettleber dabei helfen, den mit der Erkrankung verbundenen Stress und die emotionalen Probleme zu bewältigen. Beratung und Unterstützung können eine produktive Möglichkeit zur Stressbewältigung und zur Verbesserung des allgemeinen Wohlbefindens bieten.

Es ist wichtig zu beachten, dass Stressbewältigung kein einheitlicher Ansatz ist und dass Einzelpersonen möglicherweise mit verschiedenen Strategien experimentieren müssen, um herauszufinden, was für sie am besten funktioniert. Die Einbeziehung einer Kombination der oben genannten Maßnahmen, angepasst an individuelle Vorlieben und Bedürfnisse, kann eine wirksame Möglichkeit sein, Stress zu bewältigen und die allgemeine Lebergesundheit bei Personen mit Fettlebererkrankung zu verbessern.

Schlaf und zirkadianer Rhythmus

Ausreichender und hochwertiger Schlaf sowie die Aufrechterhaltung eines gesunden Tagesrhythmus sind entscheidende Faktoren bei der Behandlung einer Fettlebererkrankung. Störungen des Schlafs und des zirkadianen Rhythmus können erhebliche Auswirkungen auf verschiedene physiologische Prozesse haben und die zugrunde liegenden Mechanismen verschlimmern, die mit der Entwicklung und dem Fortschreiten einer Fettlebererkrankung verbunden sind.

1. Die Bedeutung des Schlafes:
Ausreichender und hochwertiger Schlaf ist notwendig für allgemeine Gesundheit und Leberfunktion. Personen mit einer Fettlebererkrankung, insbesondere solche mit einer nichtalkoholischen Fettlebererkrankung (NAFLD), können Schlafstörungen wie obstruktive

Schlafapnoe, Schlaflosigkeit und schlechte Schlafqualität aufweisen.

Eine unzureichende Schlafdauer und schlechte Schlafqualität können durch zahlreiche Mechanismen zur Pathophysiologie einer Fettlebererkrankung beitragen:
- Erhöhte Insulinresistenz und verringerter Glukosestoffwechsel
- Fehlregulation der appetitanregenden Hormone, was zu übermäßigem Essen und Gewichtszunahme führt
- Erhöhte Entzündungen und oxidativer Stress
- Störung der Darm-Leber-Achse und des Darm Mikrobioms

Die Behandlung von Schlafstörungen und die Aufrechterhaltung eines ausreichenden und qualitativ hochwertigen Schlafs sind ein entscheidendes Element bei der Behandlung von Fettlebererkrankungen, da sie dazu beitragen können, die Stoffwechselparameter zu verbessern,

Entzündungen zu reduzieren und die allgemeine Lebergesundheit zu fördern.

2. Zirkadianer Rhythmus und Leberfunktion:

Der zirkadiane Rhythmus, die innere biologische Uhr, die verschiedene physiologische Prozesse reguliert, steht in direktem Zusammenhang mit der Leberfunktion und der Entstehung einer Fettlebererkrankung.

Die Leber ist ein entscheidender Faktor im zirkadianen Rhythmus, da sie an der Steuerung von Stoffwechselprozessen, einschließlich des Lipid- und Glukosestoffwechsels, sowie der Bildung und Freisetzung von Gallensäuren beteiligt ist. Störungen im zirkadianen Rhythmus können zu einem Missverhältnis zwischen der inneren Uhr des Körpers und äußeren Umwelteinflüssen wie Lichteinwirkung und Essenszeiten führen.

Anomalien des zirkadianen Rhythmus wurden mit den folgenden Folgen in Verbindung gebracht, die zu einer Fettlebererkrankung beitragen können:
- Veränderungen in der Expression von Genen, die am Lipid- und Glukosestoffwechsel beteiligt sind
- Gestörte Gallensäure Homöostase
- Verminderte hepatische Insulinsensitivität
- Erhöhte Entzündungen und oxidativer Stress

Die Aufrechterhaltung eines normalen Schlaf-Wach-Rhythmus und die Nutzung natürlicher Hell-Dunkel-Zyklen können bei der Synchronisierung des zirkadianen Rhythmus helfen und die Leberfunktion bei Personen mit Fettleber verbessern.

3. Strategien zur Verbesserung des Schlafes und des Tagesrhythmus:

Um die Schlafqualität zu fördern und einen gesunden Tagesrhythmus aufrechtzuerhalten, können Personen mit einer Fettlebererkrankung die folgenden Strategien anwenden:

- Erstellen Sie einen konsistenten Schlafplan mit regelmäßigen Schlafens- und Aufwachzeiten, auch am Wochenende.

- Schaffen Sie eine schlaffördernde Umgebung, indem Sie dafür sorgen, dass das Schlafzimmer dunkel, kühl und ruhig ist.

- Beschränken Sie den Kontakt mit Geräten, die blaues Licht ausstrahlen (z. B. Mobiltelefone, Tablets, Computer), kurz vor dem Schlafengehen.

- Machen Sie vor dem Schlafengehen beruhigende Aktivitäten wie Lesen, sanfte Dehnübungen oder Meditation.

- Vermeiden Sie den Konsum von Kaffee, Alkohol und großen Mahlzeiten kurz vor dem Schlafengehen.

- Treiben Sie tagsüber regelmäßig Sport, um nachts besser schlafen zu können.

- Die Einwirkung von natürlichem Licht während des Tages und die Minimierung der Lichtexposition in der Nacht können zur Aufrechterhaltung eines gesunden Tagesrhythmus beitragen.

Durch die Betonung der Schlafqualität und die Aufrechterhaltung eines stabilen zirkadianen Rhythmus können Personen mit einer Fettleber verschiedene Stoffwechsel- und Entzündungsprozesse positiv beeinflussen, was letztlich die Leberfunktion fördert und möglicherweise den Krankheitsverlauf verlangsamt.

Es ist wichtig, sich an einen Arzt zu wenden, beispielsweise an einen Schlafspezialisten oder einen Hepatologen, um einen spezifischen Plan zur Lösung von Schlaf- und zirkadianen Rhythmus Problemen zu erstellen, da diese durch zugrunde liegende medizinische Erkrankungen oder andere Variablen beeinflusst werden können.

Kapitel fünf

Nahrungsergänzungsmittel und Naturheilmittel

Evidenzbasierte Ergänzungen

Zusätzlich zu Änderungen des Lebensstils und der Ernährung kann die Verwendung einiger Nahrungsergänzungsmittel ein wichtiger Bestandteil einer ganzheitlichen Strategie zur Behandlung von Fettlebererkrankungen sein. Während der Einfluss von Nahrungsergänzungsmitteln auf Fettlebererkrankungen Gegenstand aktueller Forschung ist, haben sich zahlreiche Nahrungsergänzungsmittel als vielversprechende Ergebnisse bei der Erhaltung der Lebergesundheit und möglicherweise bei der Korrektur der Fettansammlung in der Leber erwiesen.

1. Vitamin E:
Vitamin E ist ein starkes Antioxidans, dessen potenzieller Nutzen bei der Therapie der nichtalkoholischen Fettlebererkrankung (NAFLD) und der nichtalkoholischen Steatohepatitis (NASH) umfassend untersucht wurde. Mehrere klinische Untersuchungen haben gezeigt, dass eine Ergänzung mit hochdosiertem Vitamin E (normalerweise 800–1200 IE pro Tag) die Leberenzymwerte erhöhen, den Leberfettgehalt senken und sogar zu histologischen Veränderungen bei Personen mit NASH führen kann.

Zu den berichteten Prozessen, durch die Vitamin E von Vorteil sein könnte, gehört seine Fähigkeit, oxidativen Stress, Entzündungen und Insulinresistenz zu senken, die allesamt maßgeblich zur Entwicklung und zum Fortschreiten einer Fettlebererkrankung beitragen.

2. Omega-3-Fettsäuren:

Omega-3-Fettsäuren, insbesondere Eicosapentaensäure (EPA) und Docosahexaensäure (DHA), wurden umfassend auf ihre mögliche Bedeutung bei der Behandlung von Fettlebererkrankungen untersucht. Diese essentiellen Fettsäuren weisen nachweislich entzündungshemmende Eigenschaften auf und können zur Verbesserung des Lipidstoffwechsels und der Insulinsensitivität beitragen.

Klinische Untersuchungen haben gezeigt, dass eine Nahrungsergänzung mit Omega-3-Fettsäuren aus Fischöl oder Algenquellen bei Personen mit NAFLD zu einer Verringerung des Leberfettgehalts und verbesserten Leberenzymwerten führen kann. Die empfohlene Dosierung liegt normalerweise zwischen 2 und 4 Gramm pro Tag.

3. Probiotika und Präbiotika:

Die Darm-Leber-Achse spielt eine bedeutende Rolle in der Pathophysiologie der Fettlebererkrankung, und die Manipulation des Darm Mikrobioms hat sich als mögliches therapeutisches Ziel herausgestellt. Probiotische Nahrungsergänzungsmittel, zu denen hilfreiche lebende Bakterien und Hefen gehören, sowie präbiotische Nahrungsergänzungsmittel, die die erforderlichen Nährstoffe liefern, um das Wachstum dieser nützlichen Mikroorganismen zu ermöglichen, haben sich bei der Therapie von Fettlebererkrankungen als vielversprechend erwiesen.

Studien haben gezeigt, dass probiotische und präbiotische Nahrungsergänzungsmittel dazu beitragen können, die Leberfunktion zu verbessern, Entzündungen zu reduzieren und möglicherweise die Fettbildung in der Leber umzukehren. Die genauen Stämme und Mengen der Probiotika können variieren, und es ist ratsam, sich an einen

Arzt zu wenden, um individuelle Empfehlungen einzuholen.

4. Resveratrol:

Resveratrol ist eine Polyphenol Chemikalie, die in mehreren Pflanzen vorkommt, darunter Weintrauben, Beeren und Erdnüsse. Diese Chemikalie wurde aufgrund ihrer entzündungshemmenden, antioxidativen und stoffwechsel regulierenden Wirkung auf ihren potenziellen Nutzen bei Fettlebererkrankungen untersucht.

Eine vorläufige Studie hat gezeigt, dass die Verabreichung von Resveratrol dazu beitragen kann, den Leberfettgehalt zu senken, die Insulinsensitivität zu erhöhen und das Fortschreiten von NAFLD und NASH zu verlangsamen. Die empfohlene Dosierung liegt normalerweise zwischen 200 und 500 mg pro Tag.

5. Cholin:

Cholin ist ein wichtiges Vitamin, das eine entscheidende Funktion beim Stoffwechsel und Export von Lipiden aus der Leber spielt. Eine unzureichende Cholin Aufnahme wird mit der Entwicklung und dem Fortschreiten der NAFLD in Verbindung gebracht, da sie zur Fettansammlung in der Leber führen kann.

Eine Nahrungsergänzung mit Cholin, entweder in Form von Cholinbitartrat oder Phosphatidylcholin, verbessert nachweislich die Leberenzymwerte und reduziert den Leberfettgehalt bei Personen mit NAFLD. Die empfohlene Dosierung liegt normalerweise zwischen 500 und 1000 mg pro Tag.

6. Coenzym Q10 (CoQ10):
Coenzym Q10 ist ein fettlösliches Antioxidans, das für die Energiesynthese in den Leberzellen benötigt wird. Bei Personen mit NAFLD wurden verringerte CoQ10-Spiegel festgestellt, und eine Ergänzung mit CoQ10 wurde als potentielles Therapeutikum untersucht.

Einige Studien deuten auf eine CoQ10-Supplementierung hin, die sich verstärken, die Leberfunktion verbessern, oxidativen Stress reduzieren und möglicherweise die Fettbildung in der Leber umkehren. Die empfohlene Dosierung liegt normalerweise zwischen 100 und 300 mg pro Tag.

Es ist wichtig hervorzuheben, dass die Verwendung von Nahrungsergänzungsmitteln bei der Behandlung von Fettlebererkrankungen mit einem Gesundheitsexperten besprochen werden sollte, da sie mit Medikamenten interagieren oder potenziell negative Auswirkungen haben können, insbesondere bei Patienten mit zugrunde liegenden medizinischen Störungen.

Kräutertherapien

Zusätzlich zu evidenzbasierten Nahrungsergänzungsmitteln wurden verschiedene pflanzliche Heilmittel auf ihren potenziellen Nutzen bei der Behandlung von Fettlebererkrankungen untersucht. Während die Forschung auf diesem Gebiet immer noch expandiert, haben mehrere Kräutertherapien vielversprechende Ergebnisse gezeigt und können als Teil eines umfassenden Ansatzes zur Lebergesundheit betrachtet werden.

1. Silymarin (Mariendistel):
Silymarin ist der aus der Mariendistel Pflanze (Silybum marianum) isolierte Wirkstoff, dessen potenzielle Vorteile im Zusammenhang mit Lebererkrankungen, insbesondere Fettlebererkrankungen, umfassend erforscht wurden.

Es wurde berichtet, dass Silymarin antioxidative, entzündungshemmende und hepatoprotektive Eigenschaften aufweist, die dazu beitragen können, die Leber vor den schädlichen Auswirkungen von oxidativem Stress und Entzündungen zu schützen. Mehrere Studien haben gezeigt, dass eine Silymarin-Supplementierung dazu beitragen kann, die Leberenzymwerte zu verbessern, den Leberfettgehalt zu senken und möglicherweise das Fortschreiten von NAFLD und NASH zu stoppen.

Die empfohlene Dosierung für Silymarin (standardisiert auf 70–80 % Silymarin) variiert normalerweise zwischen 200 und 400 mg pro Tag, eingenommen in einzelnen Dosen.

2. Curcumin (Kurkuma):
Curcumin ist die Haupt Chemikalie, die im Gewürz Kurkuma (Curcuma longa) vorkommt, und es wurde intensiv auf seine möglichen therapeutischen Anwendungen bei verschiedenen Gesundheitsstörungen, einschließlich Fettlebererkrankungen, untersucht.

Curcumin bietet erhebliche entzündungshemmende und antioxidative Eigenschaften, die dazu beitragen können, die zugrunde liegenden Mechanismen zu verbessern, die an der Entwicklung und dem Fortschreiten von NAFLD und NASH beteiligt sind. Einige Studien haben gezeigt, dass die Verabreichung von Curcumin dazu beitragen kann, die Leberenzymwerte zu verbessern, den Leberfettgehalt zu reduzieren und sogar Leberfibrose bei Personen mit Fettlebererkrankungen umzukehren.

Die empfohlene Dosierung für Curcumin-Ergänzungsmittel variiert typischerweise zwischen 500 und 1000 mg pro Tag, üblicherweise in Form eines standardisierten Extrakts oder einer Phytosomen Formulierung, um die Absorption zu erhöhen.

3. Berberin:
Berberin ist eine natürlich vorkommende pflanzliche Chemikalie, die in mehreren Pflanzen vorkommt, beispielsweise in Gelbwurz (Hydrastis canadensis) und Berberitze (Berberis vulgaris). Es

hat aufgrund seiner potenziellen Vorteile bei der Behandlung von Stoffwechselerkrankungen, insbesondere Fettlebererkrankungen, Aufmerksamkeit erregt.

Es wurde berichtet, dass Berberin insulin sensibilisierende, entzündungshemmende und lipidsenkende Eigenschaften aufweist, die alle im Zusammenhang mit einer Fettlebererkrankung relevant sind. Mehrere Studien haben gezeigt, dass die Verabreichung von Berberin dazu beitragen kann, die Leberenzymwerte zu verbessern, den Leberfettgehalt zu senken und möglicherweise den Verlauf der NAFLD umzukehren.

Die empfohlene Dosierung für Berberin Präparate liegt normalerweise zwischen 500 und 1500 mg pro Tag, oft aufgeteilt in verschiedene Dosen.

4. Grüntee-Extrakt:
Grüner Tee ist reich an Polyphenolen, insbesondere Epigallocatechingallat (EGCG), deren potenzieller

Nutzen bei der Behandlung von Fettlebererkrankungen untersucht wurde.

Die antioxidativen und entzündungshemmenden Eigenschaften von Grüntee-Extrakten können dazu beitragen, die Leber vor oxidativem Stress und Entzündungen zu schützen, die maßgeblich zur Entwicklung und zum Fortschreiten von NAFLD und NASH beitragen. Einige Studien haben gezeigt, dass die Einnahme von grünem Tee bei Personen mit Fettlebererkrankungen dazu beitragen kann, die Leberenzymwerte zu erhöhen und den Leberfettgehalt zu senken.

Die empfohlene Dosierung für Nahrungsergänzungsmittel mit Grüntee-Extrakt liegt normalerweise zwischen 400 und 800 mg pro Tag, standardisiert auf einen Polyphenolgehalt von 50–80 %.

Es ist wichtig, mit einem Arzt zu sprechen, bevor pflanzliche Heilmittel in die Therapie einer

Fettlebererkrankung einbezogen werden, da diese mit Arzneimitteln interagieren oder potenziell negative Auswirkungen haben können, insbesondere bei Patienten mit zugrunde liegenden medizinischen Problemen.

Integrative Ansätze

Die Einführung eines integrativen Ansatzes zur Behandlung von Fettlebererkrankungen könnte die strategische Kombination von evidenzbasierten Nahrungsergänzungsmitteln, Kräutertherapien und anderen ergänzenden Modalitäten neben traditionellen medizinischen Behandlungen und Änderungen des Lebensstils beinhalten. Dieser ganzheitliche Ansatz zielt darauf ab, die mehrdimensionale Natur der Fettlebererkrankung anzugehen und eine umfassende Lösung für Personen bereitzustellen, die ihre Lebergesundheit verbessern möchten.

1. Kombination Ergänzende Therapien:

Anstatt auf ein einziges Nahrungsergänzungsmittel angewiesen zu sein, kann eine integrierte Strategie den Einsatz von Kombinationstherapien mit Nahrungsergänzungsmitteln umfassen, die auf mehrere Elemente der Fettlebererkrankung abzielen.

Beispielsweise kann eine Mischung aus Nahrungsergänzungsmitteln wie Vitamin E, Omega-3-Fettsäuren und Probiotika untersucht werden. Das Argument hinter dieser Strategie ist, dass die synergistischen Wirkungen verschiedener Nahrungsergänzungsmittel die Lebergesundheit möglicherweise umfassender unterstützen können, indem sie auf die zugrunde liegenden Mechanismen von Entzündungen, oxidativem Stress und Funktionsstörungen der Darm-Leber-Achse abzielen.

Bei der Anwendung einer Kombinationstherapie mit Nahrungsergänzungsmitteln ist es wichtig, sich an einen Arzt zu wenden, um die Sicherheit, Wirksamkeit und optimale Dosierung der ausgewählten Nahrungsergänzungsmittel sicherzustellen.

2. Kräuter Synergien:

Ebenso kann eine integrative Strategie die Kombination verschiedener pflanzlicher Arzneimittel umfassen, um deren potenzielle Synergieeffekte zu nutzen.

Beispielsweise kann eine Kombination aus Silymarin (Mariendistel), Curcumin (Kurkuma) und Berberin untersucht werden. Die entzündungshemmenden, antioxidativen und stoffwechsel regulierenden Eigenschaften dieser Kräuter können harmonisch zusammenwirken, um die Leberfunktion umfassend zu unterstützen und möglicherweise die Fettansammlung in der Leber umzukehren.

Wie bei allen Ergänzung Kombinationen sollte die Nutzung pflanzlicher Synergien mit einem Gesundheitsexperten untersucht werden, insbesondere im Zusammenhang mit möglichen Wechselwirkungen mit Medikamenten oder zugrunde liegenden Erkrankungen.

3. Geist-Körper-Therapien:
Ein integrativer Ansatz zur Therapie von Fettlebererkrankungen kann neben der Verwendung von Vitaminen und pflanzlichen Heilmitteln auch Geist-Körper-Therapien wie Meditation, Yoga und Tai Chi umfassen.

Diese Geist-Körper-Aktivitäten können dazu beitragen, die emotionalen und psychologischen Aspekte des Lebens mit einer chronischen Erkrankung wie einer Fettlebererkrankung anzugehen. Indem sie Stress reduzieren, die Schlafqualität verbessern und das allgemeine Wohlbefinden steigern, können

Geist-Körper-Therapien die physischen Aspekte der Leber Gesundheitspflege ergänzen.

4. Personalisierte integrative Protokolle:
Die Entwicklung eines personalisierten integrativen Ansatzes für die Behandlung von Fettlebererkrankungen ist von entscheidender Bedeutung, da individuelle Unterschiede in der Genetik, dem Lebensstil und den zugrunde liegenden Gesundheitszuständen die geeignete Kombination von Interventionen beeinflussen können.

Ein Gesundheitsspezialist, beispielsweise ein integrierter Mediziner oder ein Hepatologe, kann mit der Person zusammenarbeiten, um ihre besonderen Bedürfnisse, ihre Krankengeschichte und ihre Präferenzen zu beurteilen und dann einen maßgeschneiderten Integrationsplan zu erstellen, der eine Kombination aus Folgendem umfassen kann:
- Evidenzbasierte Ergänzungen

- Pflanzliche Heilmittel
- Geist-Körper-Praktiken
- Ernährungsumstellung
- Lebensstil Interventionen
- Konventionelle medizinische Verfahren

Regelmäßige Überwachungen und Anpassungen des integrativen Protokolls können erforderlich sein, um den effektivsten und individuellsten Ansatz zur Behandlung von Fettlebererkrankungen sicherzustellen.

Durch die Anwendung eines integrativen Ansatzes, der die Vorteile von Nahrungsergänzungsmitteln, Kräutertherapien und Geist-Körper-Praktiken mit konventioneller medizinischer Behandlung und Änderungen des Lebensstils kombiniert, können Personen mit Fettleber möglicherweise bessere Ergebnisse erzielen und ihre allgemeine Lebergesundheit verbessern.

Kapitel Sechs

Umkehrung der Fettleber durch Gewichtsverlust

Die ketogene Diät bei Fettleber

Die ketogene Diät, eine fettreiche, kohlenhydratarme Diät, hat sich als praktikable Behandlung zur Korrektur von Fettlebererkrankungen, insbesondere der nichtalkoholischen Fettlebererkrankung (NAFLD), herausgestellt. Durch die Herstellung eines Ketose Zustands kann die ketogene Diät die zugrunde liegenden Stoffwechselstörungen, die mit der Fettansammlung in der Leber verbunden sind, wirksam bekämpfen.

1. Prinzipien der ketogenen Ernährung:

Die ketogene Ernährung zeichnet sich durch eine Makronährstoffverteilung aus, die sich deutlich von einer herkömmlichen westlichen Ernährung unterscheidet. Anstelle des traditionellen Verhältnisses von hohem Kohlenhydratgehalt, mäßigem Proteingehalt und wenig Fett beinhaltet die ketogene Diät:
- Geringer Kohlenhydratkonsum (normalerweise 20–50 Gramm pro Tag oder 5–10 % der gesamten täglichen Kalorien)
- Mäßiger Proteinkonsum (normalerweise 0,6-1,0 Gramm pro Kilogramm Körpergewicht)
- Hoher Fettkonsum (normalerweise 60–80 % der gesamten täglichen Kalorien)

Diese Makronährstoff Anordnung wandelt die Hauptenergiequelle des Körpers von Glukose in Ketonkörper um, ein Vorgang, der als Ketose bezeichnet wird. Ketose kann verschiedene positive Auswirkungen auf die Lebergesundheit und die Behandlung von Fettlebererkrankungen haben.

2. Wirkmechanismen:
Die ketogene Diät kann durch die folgenden Mechanismen bei der Behandlung von Fettlebererkrankungen helfen:
- Reduzierte De-novo-Lipogenese (der Prozess der Umwandlung von Kohlenhydraten in Fettsäuren)
- Verbesserte Insulinsensitivität und verringerte Insulinresistenz
- Erhöhte Fettsäureoxidation und verringerte Leber Fettansammlung
- Reduzierte Entzündungen und oxidativen Stress
- Modulation des Darm Mikrobioms und Verbesserung der Funktion der Darm-Leber-Achse

3. Klinische Evidenz:
Mehrere Forscht haben die Auswirkungen der ketogenen Ernährung auf Fettlebererkrankungen untersucht und die Ergebnisse waren vielversprechend. Eine systematische Überprüfung und Metaanalyse von Studien mit Personen mit NAFLD ergab, dass die ketogene Diät bei der Reduzierung des Leberfettgehalts, der Erhöhung

der Leberenzymwerte und der Verbesserung der Insulinsensitivität wirksamer war als eine normale kalorienarme Diät.

Untersuchungen haben außerdem gezeigt, dass die ketogene Diät zu einem erheblichen Gewichtsverlust führen kann, was ein wichtiger Aspekt bei der Behandlung und Umkehrung einer Fettlebererkrankung ist. Der mit der ketogenen Diät erzielte Gewichtsverlust kann dazu beitragen, die Gesamtbelastung der Leber zu verringern und zahlreiche Stoffwechsel Marker im Zusammenhang mit NAFLD zu verbessern.

4. Praktische Überlegungen:
Bei der Etablierung einer ketogenen Diät zur Therapie einer Fettlebererkrankung ist Folgendes unbedingt zu beachten:
- Überwachung und Anpassungen: Eine regelmäßige Überwachung der Leberenzymwerte, Lipid Profile und anderer relevanter Biomarker ist notwendig, um die Sicherheit und Wirksamkeit der

ketogenen Diät zu gewährleisten. Je nach individuellen Reaktionen und Veränderungen der Lebergesundheit muss die Ernährung im Laufe der Zeit möglicherweise umgestellt werden.

- Nährstoff Adäquanz: Die Sicherstellung einer ausreichenden Zufuhr lebenswichtiger Nährstoffe wie Vitamine, Mineralien und Ballaststoffe ist bei der Einhaltung einer ketogenen Diät von entscheidender Bedeutung. Dies erfordert möglicherweise die Verwendung von Nahrungsergänzungsmitteln oder die Ergänzung einer nährstoffreichen, kohlenhydratarmen Diät.

- Mögliche Nebenwirkungen: Bei manchen Personen kann es während der Umstellung auf eine ketogene Diät zu Nebenwirkungen wie Müdigkeit, Kopfschmerzen oder Magen-Darm-Beschwerden kommen. Diese Schwierigkeiten sollten angegangen werden, und möglicherweise sind Änderungen der Ernährung erforderlich.

- Langfristige Nachhaltigkeit: Die ketogene Ernährung kann auf lange Sicht schwer durchzuhalten sein, und ein Übergang zu einer ausgewogeneren, mediterranen Ernährung kann notwendig sein, um die Nachhaltigkeit der Ernährungsumstellungen und die Erhaltung der Lebergesundheit zu gewährleisten.

Bei der Umsetzung einer ketogenen Diät zur Behandlung von Fettlebererkrankungen ist es wichtig, eng mit einem medizinischen Fachpersonal wie einem zertifizierten Ernährungsberater oder einem Hepatologen zusammenzuarbeiten. Sie können maßgeschneiderte Anweisungen geben, den Fortschritt überwachen und die Sicherheit und Wirksamkeit der Ernährungsintervention gewährleisten.

Protokolle zum intermittierenden Fasten

Intermittierendes Fasten, eine Ernährungsmethode, bei der zwischen Fasten- und

Essenspausen gewechselt wird, hat aufgrund seiner möglichen Vorteile bei der Behandlung und Umkehrung von Fettlebererkrankungen große Aufmerksamkeit erregt. Diese Methode kann mit anderen Lebensstil Strategien kombiniert werden, um den Gewichtsverlust zu fördern, Stoffwechselparameter zu verbessern und die allgemeine Lebergesundheit zu erhalten.

1. Prinzipien des intermittierenden Fastens:
Beim intermittierenden Fasten wird das Zeitfenster, in dem eine Person Nahrung zu sich nimmt, eingeschränkt, häufig durch den Wechsel zwischen längeren Fastenperioden und kürzeren Essen Perioden. Zu den typischen Methoden des intermittierenden Fastens gehören:
- Zeitlich begrenztes Füttern: Beschränkung des täglichen Essens Fensters auf 8–12 Stunden, wobei die restlichen 12–16 Stunden dem Fasten gewidmet sind.

- Alternate-Day-Fasten: Abwechseln zwischen einem normalen Essenstag und einem Fastentag, an dem nur minimale Kalorien verbraucht werden.
- 5:2-Fasten: Essen Sie an 5 Tagen pro Woche eine typische Mahlzeit und beschränken Sie die Kalorienaufnahme an den verbleibenden 2 Tagen auf 500–600 Kalorien.

2. Wirkmechanismen:
Intermittierendes Fasten kann sich durch zahlreiche Mechanismen günstig auf die Fettleber auswirken:
- Verbesserte Insulinsensitivität: Fastenphase Verbessern kann Insulinsensitivität, die für die Verringerung der Fettansammlung in der Leber von entscheidender Bedeutung ist.
- Reduzierter oxidativer Stress und Entzündungen: Fasten aktiviert nachweislich Zellwege, die oxidativen Stress und Entzündungen lindern können, die beide zum Fortschreiten der Fettlebererkrankung beitragen.

- Erhöhte Fettsäureoxidation: Während des Fastens nutzt der Körper gespeichertes Fett als primäre Energiequelle, was zu einer erhöhten Fettsäureoxidation und einer Verringerung der Fettspeicherung in der Leber führt.
- Modulation der Darmmikrobiota: Intermittierendes Fasten kann die Darmmikrobiota positiv verändern, was Auswirkungen auf die Darm-Leber-Achse und die gesamte Leberfunktion hat.

3. Klinische Evidenz:
Mehrere Forscht haben die Auswirkungen des intermittierenden Fastens auf Fettlebererkrankungen untersucht und die Ergebnisse waren positiv. Eine systematische Überprüfung und Metaanalyse von Studien mit Personen mit NAFLD ergab, dass intermittierendes Fasten dazu beitrug, den Leberfettgehalt zu senken, die Leberenzymwerte zu erhöhen und die Insulinsensitivität zu verbessern.

Untersuchungen haben außerdem gezeigt, dass intermittierendes Fasten zu einem erheblichen Gewichtsverlust führen kann, was ein wichtiger Aspekt bei der Behandlung und Umkehrung einer Fettlebererkrankung ist. Der durch intermittierendes Fasten erreichte Gewichtsverlust kann dazu beitragen, die Gesamtbelastung der Leber zu verringern und zahlreiche Stoffwechsel Marker im Zusammenhang mit NAFLD zu verbessern.

4. Praktische Überlegungen:
Bei der Erstellung eines intermittierenden Fasten Programms zur Therapie einer Fettlebererkrankung ist es wichtig, Folgendes zu berücksichtigen:
- Individualisierung: Das spezifische intermittierende Fasten Programm sollte an die Vorlieben, die Krankengeschichte und die allgemeinen Gesundheitsziele des Einzelnen angepasst werden. Möglicherweise sind nicht alle Protokolle für jeden geeignet.

- Überwachung und Anpassungen: Eine regelmäßige Überwachung der Leberenzymwerte, Lipid Profile und anderer relevanter Biomarker ist notwendig, um die Sicherheit und Wirksamkeit des intermittierenden Fastens Programms zu gewährleisten. Das Verfahren muss möglicherweise im Laufe der Zeit geändert werden, je nach individueller Reaktion und Veränderungen der Lebergesundheit.

- Nährstoff Adäquanz: Die Sicherstellung einer angemessenen Nährstoffaufnahme während der Mahlzeiten ist von entscheidender Bedeutung, um Nährstoffe Mängeln vorzubeugen und die allgemeine Gesundheit zu verbessern.

- Mögliche Nebenwirkungen: Bei manchen Personen können während der Fastenperioden Nebenwirkungen wie Müdigkeit, Kopfschmerzen oder Magen-Darm-Beschwerden auftreten. Diese Bedenken sollten ausgeräumt werden, und möglicherweise sind Überarbeitungen des Protokolls erforderlich.

- Langfristige Nachhaltigkeit: Langfristig kann es schwierig sein, ein nachhaltiges intermittierendes Fasten Programm aufrechtzuerhalten. Eine Umstellung auf eine ausgewogene, mediterrane Ernährung kann wichtig sein, um die Erhaltung der Lebergesundheit zu gewährleisten.

Bei der Umsetzung eines intermittierenden Fasten Programms zur Behandlung von Fettlebererkrankungen ist es wichtig, eng mit einem Gesundheitsexperten wie einem zertifizierten Ernährungsberater oder einem Hepatologen zusammenzuarbeiten. Sie können maßgeschneiderte Anweisungen geben, den Fortschritt überwachen und die Sicherheit und Wirksamkeit der Ernährungsintervention gewährleisten.

Nachhaltige Lebensstiländerungen

Während Gewichtsverlust durch ketogene Diät oder intermittierendes Fasten bei der Korrektur einer Fettlebererkrankung hilfreich sein kann, ist es notwendig, nachhaltige Änderungen des Lebensstils vorzunehmen, um die Fortschritte bei der Lebergesundheit langfristig aufrechtzuerhalten. Die Umsetzung eines ganzheitlichen Ansatzes, der Ernährungsumstellungen, häufige körperliche Aktivität und andere gesunde Gewohnheiten einbezieht, kann Menschen mit einer Fettlebererkrankung dabei helfen, die gewünschten Ziele zu erreichen und aufrechtzuerhalten.

1. Ernährungsumstellungen:
Eine ausgewogene, nährstoffreiche Ernährung ist für die langfristige Behandlung einer Fettlebererkrankung von entscheidender Bedeutung. Während die ketogene Diät oder das intermittierende Fasten kurzfristig erfolgreich sein können, kann die Umstellung auf einen nachhaltigeren Ernährung Ansatz, wie

beispielsweise eine mediterrane Ernährung, dazu beitragen, die Lebergesundheit zu erhalten.

Zu den Schlüsselfaktoren eines nachhaltigen Ernährung Ansatzes bei Fettlebererkrankungen gehören:
- Schwerpunkt auf vollwertigen, weniger verarbeiteten Lebensmitteln
- Einbeziehung magerer Proteinquellen wie Fisch, Geflügel und Linsen
- Aufnahme ballaststoffreicher komplexer Kohlenhydrate wie Vollkornprodukte, Obst und Gemüse
- Der Schwerpunkt liegt auf gesunden Fetten, wie sie beispielsweise in Nüssen, Samen und Avocados enthalten sind
- Reduzierung von zugesetztem Zucker, verarbeiteten Kohlenhydraten und schädlichen Fetten

Die Aufrechterhaltung einer ausgewogenen, nährstoffreichen Ernährung kann dazu beitragen, die allgemeine Stoffwechsel Gesundheit aufrechtzuerhalten, Entzündungen zu reduzieren und die langfristige Heilung einer Fettlebererkrankung zu fördern.

2. Regelmäßige körperliche Aktivität:
Regelmäßige körperliche Aktivität ist ein wesentlicher Bestandteil eines nachhaltigen Lebensstils zur Kontrolle von Fettlebererkrankungen. Es wurde festgestellt, dass Bewegung mehrere Vorteile bietet, darunter:
- Reduzierung des Leberfettgehalts
- Verbesserung der Insulinsensitivität
- Verbesserung der Herz-Kreislauf-Gesundheit
- Förderung des allgemeinen Stoffwechsels Wohlbefindens

Streben Sie eine Kombination aus Aerobic-Übungen (z. B. zügiges Gehen, Joggen, Radfahren) und Krafttraining (z. B. Krafttraining, Körpergewichtsübungen) für mindestens 150–300

Minuten körperliche Aktivität mittlerer Intensität pro Woche an.

Es ist von entscheidender Bedeutung, die Länge und Intensität der körperlichen Aktivität schrittweise zu steigern und dabei das individuelle Fitnessniveau und alle zugrunde liegenden Gesundheitsprobleme zu berücksichtigen. Die Beratung durch einen Gesundheitsexperten oder einen Fitnessberater kann bei der Erstellung eines individuellen Trainingsplans hilfreich sein.

3. Stressmanagement:
Chronischer Stress kann zur Entwicklung und zum Fortschreiten einer Fettlebererkrankung beitragen, indem er Entzündungen, Insulinresistenz und Stoffwechselstörungen verstärkt. Es ist von entscheidender Bedeutung, gute Praktiken zur Stressbewältigung in einen nachhaltigen Lebensstil zu integrieren.

Zu den Strategien zur Stressbewältigung können gehören:

- Achtsamkeits Methoden wie Meditation, Yoga oder Atemübungen
- Sich an Entspannung Aktivitäten wie Lesen, Tagebuch schreiben oder Musik hören beteiligen
- Ich suche soziale Unterstützung von Freunden, Familie oder Selbsthilfegruppen
- Eine gute Schlafhygiene praktizieren und für angemessene Ruhezeiten sorgen

Durch die Behandlung der stressbedingten Komponenten einer Fettlebererkrankung können Einzelpersonen die allgemeine Gesundheit und das Wohlbefinden der Leber verbessern.

4. Verhaltensänderungen:
Die Entwicklung und Aufrechterhaltung gesunder Verhaltensweisen ist für die langfristige Behandlung einer Fettlebererkrankung von entscheidender Bedeutung. Dies kann Folgendes umfassen:

- Etablierung einer konsistenten Schlafroutine und Priorisierung einer hervorragenden Schlafhygiene
- Begrenzen Sie den Alkoholkonsum und vermeiden Sie übermäßiges Trinken
- Mit dem Rauchen aufhören oder den Tabakkonsum unterlassen
- Regelmäßige Überwachung der Lebergesundheit durch Routineuntersuchungen und Labortests

Die Einbeziehung dieser Verhaltens Verbesserungen in einen nachhaltigen Lebensstil Ansatz kann dazu beitragen, gute Veränderungen aufrechtzuerhalten und zur langfristigen Umkehrung der Fettlebererkrankung beizutragen.

5. Laufende Unterstützung und Verantwortlichkeit:
Es kann schwierig sein, den Lebensstil dauerhaft zu ändern, und kontinuierliche Unterstützung und Verantwortung können hilfreich sein. Zu den Strategien können gehören:

- Ich suche Hilfe bei einem zertifizierten Ernährungsberater, Ernährungsberater oder Heilpraktiker
- Treten Sie einer Selbsthilfegruppe oder Gemeinschaft von Menschen mit ähnlichen Gesundheitszielen bei
- Verwendung digitaler Tools wie Fitness-Tracker oder Smartphone-Apps zur Fortschrittsmessung
- Regelmäßige Bewertung und Überarbeitung des Lebensstils Plans basierend auf individuellen Bedürfnissen und Eingaben

Durch die Umsetzung eines ganzheitlichen und nachhaltigen Lebensstils können Personen mit Fettleber ihre Krankheit effektiv bewältigen, die Lebergesundheit langfristig verbessern und das Risiko eines Fortschreitens der Krankheit senken.

Kapitel sieben

Konventionelle medizinische Behandlungen

Medikamente gegen Fettleber

Während Änderungen des Lebensstils, wie z. B. Ernährungsumstellungen und Bewegung, den Grundstein für die Kontrolle von Fettlebererkrankungen darstellen, können konventionelle medizinische Behandlungen, einschließlich pharmazeutischer Eingriffe, unter bestimmten Umständen eine ergänzende Rolle spielen. Diese Medikamente zielen hauptsächlich darauf ab, die zugrunde liegenden

Stoffwechselstörungen zu beheben und das Risiko einer Krankheitsentwicklung zu minimieren.

1. Insulin Sensibilisierende Mittel:

Die Insulinresistenz ist ein entscheidender Faktor bei der Entwicklung und dem Fortschreiten der nichtalkoholischen Fettlebererkrankung (NAFLD) und der nichtalkoholischen Steatohepatitis (NASH). Medikamente, die die Insulinsensitivität fördern, können bei der Kontrolle einer Fettlebererkrankung wirksam sein.

A. Metformin:

Metformin, ein häufig verwendetes Antidiabetikum, wurde auf seinen potenziellen Nutzen bei der Therapie von NAFLD und NASH untersucht. Studien haben gezeigt, dass Metformin dazu beitragen kann, die Leberenzymwerte zu verbessern, den Leberfettgehalt zu senken und möglicherweise das Fortschreiten der Fibrose bei Personen mit NAFLD zu stoppen. Allerdings ist die allgemeine Evidenz für die Wirksamkeit von

Metformin bei der NAFLD- und NASH-Behandlung uneinheitlich, und sein Einsatz konzentriert sich oft in erster Linie auf die Behandlung verwandter Krankheiten, wie z. B. Typ-2-Diabetes.

B. Thiazolidinedione (TZDs):
Thiazolidinedione wie Pioglitazon und Rosiglitazon sind eine weitere Klasse von Insulin-sensibilisierenden Arzneimitteln, die im Zusammenhang mit Fettlebererkrankungen untersucht wurden. Es hat sich gezeigt, dass diese Medikamente die Leberhistologie verbessern, den Leberfettgehalt senken und bei einigen Patienten möglicherweise den Verlauf von NASH umkehren können. Die Verwendung von TZDs kann jedoch durch mögliche Nebenwirkungen wie Gewichtszunahme und die Gefahr einer Flüssigkeitsansammlung eingeschränkt sein.

2. Lipidsenker:
Dyslipidämie, definiert durch erhöhte Werte an Triglyceriden und LDL-Cholesterin (Low Density

Lipoprotein), steht typischerweise im Zusammenhang mit einer Fettlebererkrankung. Medikamente, die auf den Lipidstoffwechsel abzielen, können bei der Behandlung von NAFLD und NASH in Betracht gezogen werden.

A. Statine:

Statine, eine Art Medikament zur Senkung des Cholesterinspiegels, wurden auf ihre potenziellen Vorteile bei Fettlebererkrankungen hin untersucht. Einige Studien haben gezeigt, dass die Behandlung mit Statinen die Leberenzymwerte erhöhen und möglicherweise die Entwicklung von NAFLD und NASH stoppen kann. Die Datenmenge wächst jedoch immer noch, und Ärzte sollten die möglichen Vorteile gegenüber den Gefahren sorgfältig abwägen, insbesondere bei Patienten mit schwerer Lebererkrankung.

B. Fibrate:

Fibrate wie Fenofibrat und Gemfibrozil sind eine weitere Klasse lipidsenkender Arzneimittel, deren

Funktion bei der Bekämpfung von Fettlebererkrankungen untersucht wurde. Fibrate zielen in erster Linie auf die Senkung des Triglycerid Spiegels ab und haben einige vielversprechende Ergebnisse bei der Verbesserung der Leberenzymwerte und der Reduzierung des Leberfettgehalts bei Personen mit NAFLD gezeigt.

3. Entzündungshemmende und antioxidative Wirkstoffe:

Entzündungen und oxidativen Stress tragen wesentlich zur Entstehung und Progression von NASH bei. Als mögliche Behandlungsmöglichkeiten wurden Medikamente mit entzündungshemmenden und antioxidativen Eigenschaften geprüft.

A. Vitamin E:

Hochdosiertes Vitamin E (800–1200 IE pro Tag) wurde von der US-amerikanischen Food and Drug Administration (FDA) für die Behandlung von NASH bei Nicht-Diabetikern getestet und zugelassen. Klinische Untersuchungen haben gezeigt, dass die Verabreichung von Vitamin E die Leberhistologie verbessern und den Schweregrad von NASH bei dieser Patientengruppe verringern kann.

B. Ursodesoxycholsäure (UDCA):
Ursodesoxycholsäure, eine natürlich vorkommende Gallensäure, wurde auf ihre potenziellen Vorteile bei NAFLD und NASH untersucht. Obwohl die Daten inkonsistent sind, haben mehrere Studien gezeigt, dass UDCA dazu beitragen kann, die Leberenzymwerte zu verbessern und möglicherweise das Fortschreiten der Fibrose bei Personen mit NASH zu verringern.

4. Kombinationstherapien:
Unter bestimmten Umständen kann eine Kombination von Medikamenten, die auf bestimmte Komponenten der Fettlebererkrankung abzielen, vorteilhafter sein als ein Einzelwirkstoff Ansatz. Ärzte können den Einsatz von

Kombinationsmedikamenten prüfen, insbesondere bei Personen mit fortgeschritteneren oder schwereren Fällen von NAFLD und NASH.

Es ist wichtig hervorzuheben, dass die Verwendung von Arzneimitteln zur Behandlung einer Fettlebererkrankung unter der direkten Aufsicht eines medizinischen Fachpersonals, beispielsweise eines Hepatologen oder Gastroenterologen, erfolgen sollte. Die Auswahl und Dosierung dieser Medikamente sollte an die persönlichen Bedürfnisse, die Krankengeschichte und die Schwere der Lebererkrankung des Einzelnen angepasst werden. Bei der Anwendung konventioneller medizinischer Therapien bei Fettlebererkrankungen ist eine regelmäßige Überwachung der Leberfunktion, der Stoffwechsel Marker und möglicher Nebenwirkungen erforderlich.

Lebertransplantation

In Fällen, in denen die Fettleber ein extremes Stadium erreicht hat, beispielsweise eine Lebererkrankung im Endstadium oder ein hepatozelluläres Karzinom, kann eine Lebertransplantation als letzte therapeutische Option in Betracht gezogen werden. Eine Lebertransplantation ist ein schwieriger und aufwendiger chirurgischer Eingriff, bei dem eine versagende oder geschädigte Leber durch eine gesunde Leber eines Spenders ersetzt wird.

1. Indikationen für eine Lebertransplantation:
Eine Lebertransplantation ist normalerweise Patienten mit fortgeschrittener, dekompensierter Lebererkrankung vorbehalten, darunter:
- Zirrhose aufgrund einer nicht alkoholischen Steatohepatitis (NASH)

- Hepatozelluläres Karzinom (HCC), das im Rahmen einer NASH-bedingten Zirrhose auftritt
- Akute-chronische Leberfunktionsstörung im Zusammenhang mit NASH

Die Entscheidung, mit der Lebertransplantation fortzufahren, basiert auf einer detaillierten Beurteilung des allgemeinen Gesundheitszustands des Patienten, der Schwere seiner Lebererkrankung und der Aussicht auf erfolgreiche Transplantation Ergebnisse.

2. Bewertung und Auflistung zur Transplantation:
Patienten mit fortgeschrittener Fettlebererkrankung werden oft von einem multidisziplinären Transplantationsteam untersucht, dem Hepatologen, Transplantationschirurgen und anderen Spezialisten angehören können. Das Bewertungsverfahren umfasst:

- Umfassende Anamnese und körperliche Untersuchung
- Labortests zur Bestimmung der Leberfunktion, der Nierenfunktion und des allgemeinen Gesundheitszustands
- Bildgebende Untersuchungen zur Beurteilung des Ausmaßes einer Lebererkrankung und zum Ausschluss von Kontraindikationen
- Psychosoziale Untersuchung zur Feststellung der Fähigkeit des Patienten, die Nachsorge nach der Transplantation einzuhalten
- Bestimmung des MELD-Scores (Model for End-Stage Liver Disease), der zur Priorisierung von Patienten auf der Transplantationswarteliste verwendet wird

Sobald die Beurteilung abgeschlossen ist und der Patient als geeigneter Transplantation Kandidat erklärt wurde, wird er auf die nationale Warteliste für Organtransplantationen gesetzt.

3. Transplantation Ablauf und postoperative Pflege:

Die Lebertransplantation umfasst typischerweise die Entfernung der geschädigten Leber und die Implantation einer Spenderleber. Diese komplizierte Operationstechnik wird von einem Team erfahrener Transplantationschirurgen durchgeführt.

Nach der Transplantation benötigen die Patienten lebenslang immunsuppressive Medikamente, um eine Abstoßung der neuen Leber zu verhindern. Eine intensive postoperative Pflege, einschließlich der ständigen Überwachung der transplantierten Leber, der Behandlung etwaiger Probleme und der Rehabilitation, ist entscheidend für den Erfolg der Transplantation.

4. Ergebnisse und Überlebensraten:

Lebertransplantationen bei NASH-bedingten Lebererkrankungen haben im Allgemeinen günstige Ergebnisse gezeigt, mit einer

1-Jahres-Überlebensrate von etwa 90 % und einer 5-Jahres-Überlebensrate von etwa 80 %. Es ist jedoch wichtig zu bedenken, dass die Ergebnisse von mehreren Faktoren beeinflusst werden können:einschließlich der Schwere der zugrunde liegenden Lebererkrankung, das Vorliegen von Komorbiditäten und der allgemeine Gesundheitszustand des Patienten.

Eine der größten Bedenken bei einer Lebertransplantation bei NASH-bedingter Lebererkrankung ist die Möglichkeit eines erneuten Auftretens der Erkrankung in der transplantierten Leber. Studien haben gezeigt, dass NASH in der transplantierten Leber wieder auftreten kann, was die Bedeutung kontinuierlicher Anpassungen des Lebensstils und der Behandlung damit verbundener Stoffwechselerkrankungen wie Fettleibigkeit und Diabetes in der Zeit nach der Transplantation unterstreicht.

Eine Lebertransplantation ist ein komplizierter und ressourcen intensiver Eingriff und wird normalerweise nur bei Personen mit fortgeschrittener, dekompensierter Lebererkrankung aufgrund von NASH in Betracht gezogen, wenn alle anderen Therapiemöglichkeiten ausgeschöpft sind. Patientenauswahl, perioperative Behandlung und langfristige Nachsorge sind entscheidend für die Optimierung der Ergebnisse einer Lebertransplantation im Zusammenhang mit einer Fettlebererkrankung.

Neue pharmazeutische Therapien

Während herkömmliche medizinische Behandlungen wie Insulin-sensibilisierende Medikamente und entzündungshemmende Arzneimittel einige Vorteile bei der Behandlung von Fettlebererkrankungen gezeigt haben, besteht weiterhin Bedarf an einer wirksameren und gezielteren Therapie. Die laufende Forschung erforscht die Entwicklung innovativer pharmazeutischer Therapien, um die zugrunde liegende Pathophysiologie der nichtalkoholischen Fettlebererkrankung (NAFLD) und der nichtalkoholischen Steatohepatitis (NASH) anzugehen.

1. Agonisten des Farnesoid-X-Rezeptors (FXR).:

Der Farnesoid-X-Rezeptor (FXR) ist ein Kernrezeptor, der eine entscheidende Rolle bei der Kontrolle des Gallensäure-, Lipid- und Glukosestoffwechsels spielt. Die gezielte FXR-Therapie hat sich als praktikable Technik bei der Behandlung von NAFLD und NASH herausgestellt.

A. Obeticholsäure (OCA):

Obeticholic Säure ist ein starker FXR-Agonist, dessen potenzielle Vorteile bei NASH umfassend untersucht wurden. Klinische Untersuchungen haben gezeigt, dass OCA die Leberhistologie verbessern, den Leberfettgehalt senkt und das Fortschreiten der Fibrose bei Personen mit NASH stoppen kann. OCA hat von der US-amerikanischen Food and Drug Administration (FDA) schnell die Zulassung für die Behandlung von NASH mit Leberfibrose erhalten.

B. Cilofexor und Firsocostat:
Cilofexor und Firokostat sind weitere FXR-Agonisten, die sich derzeit in der klinischen Entwicklung zur Behandlung von NAFLD und NASH befinden. Diese Medikamente haben in frühen Studien vielversprechende Ergebnisse bei der Senkung des Leberenzym Spiegels, der Reduzierung des Leberfetts und möglicherweise der Umkehrung der Fibrose gezeigt.

2. Glucagon-ähnliche Peptid-1 (GLP-1)-Rezeptoragonisten:
Glukagon-ähnliche Peptid-1 (GLP-1)-Rezeptoragonisten sind eine Arzneimittel

Familie, die hauptsächlich zur Behandlung von Typ-2-Diabetes eingesetzt wird. Diese Medikamente haben auch potenzielle Vorteile im Zusammenhang mit NAFLD und NASH gezeigt.

A. Liraglutid und Semaglutid:
Liraglutid und Semaglutid sind GLP-1-Rezeptoragonisten, deren Wirkung auf NAFLD und NASH untersucht wurde. Klinische Studien haben gezeigt, dass diese Medikamente die Leberenzymwerte erhöhen, den Leberfettgehalt senken und möglicherweise das Fortschreiten der Fibrose bei Personen mit NASH stoppen können.

B. Tirzepatid:
Tirzepatid ist ein dualer GLP-1- und glukoseabhängiger insulinotroper Polypeptid (GIP)-Rezeptoragonist, der sich derzeit in der klinischen Entwicklung zur Behandlung von NAFLD und NASH befindet. Erste Ergebnisse haben ermutigende Vorteile bei der Leber

Fettreduktion und Verbesserungen der Stoffwechsel Marker gezeigt.

3. Acetyl-CoA-Carboxylase (ACC)-Inhibitoren:

Acetyl-CoA-Carboxylase (ACC) ist ein Enzym, das an der Regulierung der Lipogenese beteiligt ist, dem Prozess der Umwandlung von Kohlenhydraten in Fettsäuren. Die Hemmung von ACC hat sich als praktikable Therapiemethode für NAFLD und NASH herausgestellt.

A. Firsocostat mit Lonafarnib:

Firsocostat und Lonafarnib sind ACC-Hemmer, die nachweislich den Leberfettgehalt senken und die Leberenzymwerte bei Personen mit NAFLD und NASH erhöhen können. Diese Wirkstoffe werden derzeit in fortgeschrittenen klinischen Studien untersucht.

4. Inhibitoren der Apoptose-Signal-regulierenden Kinase 1 (ASK1).:

Apoptose-Signal-regulierende Kinase 1 (ASK1) ist ein Protein, das an der Regulierung zellulärer Stressreaktionen, einschließlich Entzündungen und Apoptose (programmierter Zelltod), beteiligt ist. Die Hemmung von ASK1 hat sich als mögliches Behandlungsziel für NASH herausgestellt.

A. Selonsertib:

Selonsertib ist ein ASK1-Inhibitor, dessen Wirkung auf NASH untersucht wurde. Während erste klinische Studien ermutigende Ergebnisse zeigten, erreichte eine kürzlich durchgeführte Phase-3-Forschung ihren primären Endpunkt nicht und die Entwicklung von selonsertib für NASH wurde beendet.

Diese sich entwickelnden pharmazeutischen Therapeutika, die sich mit zahlreichen Signalwegen befassen, die an der Pathogenese von NAFLD und

NASH beteiligt sind, stellen einen wesentlichen Fortschritt auf dem Gebiet der Behandlung von Fettlebererkrankungen dar. Im weiteren Verlauf der Forschung wird erwartet, dass weitere innovative Therapeutika entdeckt und in klinischen Studien bewertet werden, die möglicherweise neue Alternativen für Patienten mit fortgeschrittenem oder behandlung refraktären Formen der Fettlebererkrankung bieten.

Es ist wichtig zu betonen, dass die Entwicklung und Zulassung dieser neuartigen Medikamente fortgesetzt wird und ihre langfristigen Sicherheits- und Wirksamkeit Profile noch erstellt werden. Patienten mit Fettleber sollten den möglichen Einsatz dieser neuartigen Medikamente mit ihrem Arzt besprechen, der ihnen Ratschläge zu den neuesten Erkenntnissen und geeigneten Behandlungstechniken geben kann.

Kapitel Acht

Überwachung und Verfolgung des Fortschritts

Eine wirksame Kontrolle einer Fettlebererkrankung erfordert eine ständige Überwachung des Zustands und die Dokumentation des Fortschritts im Laufe der Zeit. In diesem Kapitel werden die wichtigsten Methoden und Strategien zur Überwachung der Leberfunktion, zur Erkennung von Veränderungen und zur Personalisierung des Ansatzes für bestimmte Patienten erläutert.

Leberfunktionstest

Leberfunktionstests (LFTs) sind ein wichtiges Instrument in der Therapie der Fettlebererkrankung. Diese Bluttests liefern Einblicke in die Gesundheit und Funktion der Leber und ermöglichen es Gesundheitsexperten, den Schweregrad des Problems einzuschätzen und seine Entwicklung oder Verbesserung zu verfolgen.

Zu den wichtigsten LFTs, die bei der Behandlung von Fettlebererkrankungen eingesetzt werden, gehören::

1. Alanin-Aminotransferase (ALT) und Aspartat-Aminotransferase (AST): Diese Enzyme werden in den Blutkreislauf freigesetzt, wenn die Leber verletzt oder entzündet ist. Erhöhte ALT- und AST-Werte können ein frühes Anzeichen einer Fettlebererkrankung sein.

2. Alkalische Phosphatase (ALP) und Gamma-Glutamyltransferase (GGT): Erhöhte Werte dieser Enzyme können auf eine Verstopfung des Gallengangs oder eine cholestatische Leberschädigung hinweisen, die mit einigen Arten von Fettlebererkrankungen verbunden sein kann.

3. Bilirubin: Die Messung des Gesamt- und Direkt Bilirubin Spiegels kann bei der Diagnose von Leberfunktionsstörungen und möglichen Komplikationen wie Leberzirrhose oder Gallenwegs Beschwerden hilfreich sein.

4. Albumin- und Prothrombinzeit (PT): Diese Tests beurteilen die Fähigkeit der Leber, wichtige Proteine bzw. Gerinnungsfaktoren herzustellen, die bei fortgeschrittener Lebererkrankung beeinträchtigt sein können.

Ärzte überwachen diese LFTs oft gelegentlich, etwa alle 3–6 Monate, um die Lebergesundheit des Patienten im Laufe der Zeit zu verfolgen. Signifikante oder anhaltende Veränderungen der LFT-Ergebnisse können weitere Untersuchungen,

Behandlungen Anpassungen oder die Überweisung an einen Spezialisten erfordern.

Es ist wichtig zu bedenken, dass LFTs allein möglicherweise kein vollständiges Bild der Leberfunktion liefern, da sie durch verschiedene Faktoren verändert werden können, darunter zugrunde liegende medizinische Störungen, Medikamente und Lebensstilfaktoren. Gesundheitsdienstleister nutzen LFTs oft in Verbindung mit anderen Diagnosemethoden, um eine vollständige Beurteilung zu ermöglichen.

Bildgebende Verfahren

Neben der Blutuntersuchung spielen bildgebende Verfahren eine Schlüsselrolle bei der Überwachung und Beurteilung einer Fettlebererkrankung. Diese Technologien ermöglichen es Mitarbeitern im Gesundheitswesen, die Leber zu betrachten und

Veränderungen in ihrer Form und ihrem Inhalt zu erkennen.

1. **Ultraschall**: Die Ultraschalluntersuchung des Abdomens ist häufig die erste bildgebende Methode zur Diagnose und Überwachung von Fettlebererkrankungen. Es kann das Vorhandensein von Fettansammlungen in der Leber, bekannt als Steatose, erkennen und eine Schätzung des Ausmaßes der Fettinfiltration liefern.

2. **Computertomographie (CT)-Scan**: CT-Scans können auch verwendet werden, um den Fettgehalt der Leber zu untersuchen und andere Leber Anomalien wie Fibrose oder Leberzirrhose zu identifizieren. CT-Scans sind besonders nützlich für Menschen, die übergewichtig sind oder einen hohen Body-Mass-Index haben, da sie bei diesen Personen im Vergleich zur Ultraschalluntersuchung genauere Informationen liefern können.

3. Magnetresonanztomographie (MRT) und Magnetresonanz Elastographie (MRE): MRT-basierte Ansätze wie Proton Density Fat Fraction (PDFF) und MRE haben sich als äußerst genaue und nicht-invasive Instrumente zur Schätzung des Leberfettgehalts bzw. zur Erkennung von Leberfibrose entwickelt. Diese hochentwickelten Bildgebung Modalitäten werden zunehmend in der klinischen Praxis und in Forschungs Kontexten eingesetzt.

4. Transiente Elastographie (FibroScan): FibroScan ist eine einzigartige ultraschallbasierte Technologie zur Beurteilung der Leber Steifheit, die als Ersatz Marker für Leberfibrose dienen kann. Es bietet eine nicht-invasive Technik zur Beurteilung des Fortschreitens oder der Umkehrung der Leberfibrose bei Personen mit Fettlebererkrankung.

Die Wahl der Bildgebende Modalität hängt von Kriterien wie Verfügbarkeit, Kosten, Patienten Eigenschaften und dem genauen behandelten klinischen Thema ab. Ärzte kombinieren üblicherweise eine Mischung aus bildgebenden Verfahren und LFTs, um eine vollständige Beurteilung der Lebergesundheit des Patienten zu erhalten und Veränderungen im Laufe der Zeit zu verfolgen.

Personalisiertes Biomarker-Tracking

Zusätzlich zu herkömmlichen LFTs und bildgebenden Verfahren werden in der Behandlung von Fettlebererkrankungen zunehmend individualisierte Biomarker eingesetzt. Diese speziellen Tests können tiefere Einblicke in die Lebergesundheit einer Person liefern und dabei helfen, spezifische Behandlungsoptionen voranzutreiben.

1. **Lipid-Biomarker**: Die Messung von Lipid Spiegeln wie Triglyceriden, Cholesterin und Lipoprotein-Subfraktionen kann wertvolle Informationen über das Stoffwechselprofil und das kardiovaskuläre Risiko im Zusammenhang mit einer Fettlebererkrankung liefern.

2. **Entzündliche Biomarker**: Entzündungsmarker wie hochempfindliches C-reaktives Protein (hs-CRP), Interleukin-6 (IL-6) und Tumornekrosefaktor-alpha (TNF-α) können bei der Beurteilung des Ausmaßes der Leberentzündung hilfreich sein Leiten Sie entzündungshemmende Therapien.

3. **Insulinresistenz-Biomarker**: Die Beurteilung von Parametern wie Nüchterninsulin, Glukose und der homöostatischen Modellbewertung der Insulinresistenz (HOMA-IR) kann dabei helfen, die Insulinresistenz, eine wichtige Ursache für Fettlebererkrankungen, zu identifizieren und zu überwachen.

4. Leberfibrose-Biomarker: Nicht-invasive Biomarker wie der Enhanced Liver Fibrosis (ELF)-Test, VibroMeter und FibroTest können den Grad der Leberfibrose bestimmen, ohne dass eine Leberbiopsie erforderlich ist.

5. Analyse des Darm Mikrobioms: Die Bewertung der Zusammensetzung und Vielfalt des Darm Mikrobioms kann Einblicke in die Darm-Leber-Achse liefern und gezielte Interventionen zur Förderung der Darmgesundheit vorantreiben.

6. Genetische und epigenetische Marker: Neue Forschungsergebnisse zeigen, dass genetische und epigenetische Faktoren die Anfälligkeit einer Person für eine Fettlebererkrankung und das Ansprechen auf verschiedene Therapien beeinflussen können. Personalisierte Gentests und epigenetische Analysen können bei der

Entwicklung spezifischer Behandlungsoptionen helfen.

Durch die Einbeziehung dieser individualisierten Biomarker in den Überwachungs- und Verwaltungsprozess können Gesundheitsdienstleister einen besseren Einblick in die Lebergesundheit einer Person erhalten, einzigartige Auslöser der Erkrankung identifizieren und die Managementstrategie entsprechend anpassen. Dieser individualisierte Ansatz ermöglicht gezieltere Therapien und die Möglichkeit besserer Ergebnisse bei Menschen mit Fettlebererkrankungen.

Es ist wichtig zu betonen, dass die Verfügbarkeit und der therapeutische Wert dieser fortschrittlichen Biomarker je nach Gesundheitseinrichtung und Standort unterschiedlich sein können. Angehörige der Gesundheitsberufe sollten über die neuesten Erkenntnisse und Richtlinien auf dem Laufenden bleiben, um die relevantesten Biomarker auszuwählen, die sie in ihre Patienten Managementmethoden integrieren können.

Kapitel Neun

Fettleber und Komorbiditäten

Eine Fettlebererkrankung geht oft mit mehreren anderen Gesundheitsproblemen einher, die üblicherweise als Komorbiditäten bezeichnet werden. Das Verständnis dieser komplizierten Wechselwirkungen ist für ein effizientes Management und die Vermeidung zusätzlicher Probleme von entscheidender Bedeutung. In diesem Kapitel werden die Zusammenhänge zwischen Fettlebererkrankungen und drei Haupt Komorbiditäten erörtert: metabolisches Syndrom und Insulinresistenz, nichtalkoholische Steatohepatitis (NASH) und kardiovaskuläre Gesundheitsprobleme.

Metabolisches Syndrom und Insulinresistenz

Das metabolische Syndrom ist ein Komplex miteinander verbundener Erkrankungen, die das Risiko für die Entwicklung einer Fettlebererkrankung erheblich erhöhen. Zu den typischen Merkmalen des metabolischen Syndroms gehören Bauchfettleibigkeit, Bluthochdruck, erhöhte Triglyzeride, niedriges HDL-Cholesterin, beeinträchtigte Glukosetoleranz oder Typ-2-Diabetes.

Der grundlegende Mechanismus hinter dem Zusammenhang zwischen dem metabolischen Syndrom und einer Fettlebererkrankung ist die Insulinresistenz. Insulinresistenz tritt auf, wenn die Körperzellen weniger empfänglich für das Hormon Insulin werden, was zu einem schlechten Glukose- und Lipidstoffwechsel führt. Diese Stoffwechsel Effizienz erhöht die Fettansammlung in der Leber und legt den Grundstein für die Entwicklung einer Fettlebererkrankung.

Der bidirektionale Zusammenhang zwischen Fettlebererkrankung und metabolischem Syndrom ist gut belegt. Personen mit metabolischem Syndrom haben ein höheres Risiko, eine Fettlebererkrankung zu bekommen, und Personen mit einer Fettlebererkrankung haben ein erhöhtes Risiko, ein metabolisches Syndrom und die damit verbundenen Probleme zu entwickeln.

Die Behandlung der zugrunde liegenden Insulinresistenz ist bei der Behandlung sowohl der Fettlebererkrankung als auch des metabolischen Syndroms von entscheidender Bedeutung. Es wurde festgestellt, dass Lebensstil Therapien wie eine nährstoffreiche Ernährung, häufige körperliche Aktivität und Gewichtskontrolle die Insulinsensitivität verbessern und das Auftreten von Fettlebererkrankungen und deren Begleiterkrankungen verringern.

Unter bestimmten Umständen können Ärzte zusätzlich insulin sensibilisierende Medikamente wie Metformin oder Pioglitazon verschreiben, um die Insulinresistenz zu bewältigen und das Fortschreiten der Fettlebererkrankung zu verlangsamen. Es ist jedoch wichtig zu beachten, dass die Verwendung dieser Medikamente an die Bedürfnisse des jeweiligen Patienten angepasst und engmaschig von einem Gesundheitsexperten überwacht werden sollte.

Nichtalkoholische Steatohepatitis (NASH)

Nichtalkoholische Steatohepatitis (NASH) ist eine fortgeschrittenere Form der Fettlebererkrankung, die durch das Vorhandensein von Entzündungen und der Zerstörung von Leberzellen sowie durch die Ansammlung von Fett in der Leber gekennzeichnet ist.

NASH ist ein erhebliches Problem, da es zu schwerwiegenden Leberproblemen wie Leberzirrhose, Leberversagen und sogar hepatozellulärem Karzinom (Leberkrebs) führen kann. Die Entwicklung von NASH wird im Allgemeinen durch dieselben zugrunde liegenden Ursachen vorangetrieben, die zur Entwicklung einer Fettlebererkrankung beitragen, einschließlich Insulinresistenz, Fettleibigkeit und metabolischem Syndrom.

Personen mit NASH haben ein höheres Risiko für zusätzliche gesundheitliche Probleme, wie zum Beispiel:

1. Zirrhose: NASH kann zur Entwicklung von Leberveränderungen (Fibrose) und schließlich zur Leberzirrhose führen, was die wichtigen

Funktionen der Leber beeinträchtigen und das Risiko leber bedingter Probleme erhöhen kann.

2. Leberversagen: Fortgeschrittenes NASH kann sich zu einer Lebererkrankung im Endstadium entwickeln, die eine Lebertransplantation als einzige definitive Therapieoption erfordert.

3. Hepatozelluläres Karzinom: NASH-bedingte Zirrhose ist ein erheblicher Risikofaktor für die Entwicklung eines hepatozellulären Karzinoms, der häufigsten Form von primärem Leberkrebs.

4. Herz-Kreislauf-Erkrankungen: NASH ist aufgrund der gemeinsam zugrunde liegenden Stoffwechsel Variablen eng mit einem erhöhten Risiko für Herz-Kreislauf-Erkrankungen wie koronare Herzkrankheit, Herzinfarkt und Schlaganfall verbunden.

Frühzeitige Erkennung und Intervention sind bei der Behandlung von NASH von entscheidender Bedeutung. Ärzte können eine Kombination aus Leberfunktionstests, bildgebenden Verfahren und Leberbiopsien verwenden, um den Schweregrad von NASH zu diagnostizieren und einzustufen. Behandlungsoptionen konzentrieren sich häufig auf Verbesserungen des Lebensstils, wie Gewichtsverlust, Ernährungsumstellung und mehr körperliche Aktivität, um die zugrunde liegenden Ursachen der Störung anzugehen.

In seltenen Fällen können Gesundheitsexperten zusätzlich Medikamente wie Vitamin E oder Pioglitazon verschreiben, um die mit NASH verbundene Entzündung und Leberzell Zerstörung zu behandeln. Die Wirksamkeit und Sicherheit dieser medikamentösen Therapien wird jedoch in der laufenden Forschung noch intensiv untersucht.

Auswirkungen auf die kardiovaskuläre Gesundheit

Eine Fettlebererkrankung und insbesondere ihre fortgeschrittenere Form NASH stehen in direktem Zusammenhang mit einem erhöhten Risiko für Herz-Kreislauf-Erkrankungen. Dieser Zusammenhang wird hauptsächlich durch die gemeinsamen zugrunde liegenden Stoffwechsel Variablen wie Insulinresistenz, Dyslipidämie und Fettleibigkeit verursacht, die zu beiden Krankheiten beitragen.

Personen mit einer Fettlebererkrankung, insbesondere NASH, haben ein erhöhtes Risiko, Folgendes zu entwickeln:

1. **Koronare Herzkrankheit**: Die Ansammlung von Fett in der Leber ist mit der Entwicklung von Arteriosklerose verbunden, der Bildung von Plaque

in den Arterien, die zu koronarer Herzkrankheit und einem erhöhten Herzinfarktrisiko führen kann.

2. **Bluthochdruck**: Eine Fettlebererkrankung geht häufig mit hohem Blutdruck einher, was das Risiko für Herz-Kreislauf-Probleme weiter erhöht.

3. **Herzinsuffizienz**: NASH wurde mit einem erhöhten Risiko für die Entwicklung einer Herzinsuffizienz in Verbindung gebracht, einer Erkrankung, bei der das Herz nicht in der Lage ist, Blut ausreichend zu pumpen.

4. **Arrhythmien**: Eine Fettlebererkrankung wird mit einem erhöhten Risiko für Herzrhythmusstörungen wie Vorhofflimmern in Verbindung gebracht, was zu Herz-Kreislauf-Problemen führen kann.

5. **Schlaganfall**: Die mit einer Fettlebererkrankung einhergehenden Stoffwechselstörungen können das Risiko

ischämischer und hämorrhagischer Schlaganfälle erhöhen.

Der bidirektionale Zusammenhang zwischen Fettlebererkrankungen und kardiovaskulärer Gesundheit unterstreicht die Bedeutung einer ganzheitlichen Therapiestrategie. Ärzte können eine Kombination aus Änderungen des Lebensstils wie Gewichtsverlust, erhöhter körperlicher Aktivität und Ernährungsumstellungen sowie die Behandlung damit verbundener Risikofaktoren wie Bluthochdruck, Dyslipidämie und Insulinresistenz vorschlagen.

Unter bestimmten Umständen können Gesundheitsdienstleister zusätzlich Medikamente verschreiben, um die spezifischen kardiovaskulären Risiken im Zusammenhang mit einer Fettlebererkrankung zu bekämpfen. Es ist jedoch wichtig, eng mit einem medizinischen Fachpersonal zusammenzuarbeiten, um eine spezifische Managementstrategie zu entwickeln, die den komplexen Zusammenhang zwischen Fettlebererkrankungen und Herz-Kreislauf-Gesundheit berücksichtigt.

Kapitel zehn

Stärkung von Patienten und Pflegepersonal

Die wirksame Behandlung einer Fettlebererkrankung erfordert einen multimodalen Ansatz, der über medikamentöse Therapien hinausgeht. Für den langfristigen Erfolg und die Verbesserung des allgemeinen Wohlbefindens ist die Stärkung der Patienten und ihrer Betreuer von entscheidender Bedeutung. In diesem Kapitel werden Möglichkeiten zum Aufbau eines unterstützenden Netzwerks, zur Umsetzung von Verbesserungen des Lebensstils und zur Orientierung in Gesundheitseinrichtungen erörtert.

Aufbau eines Support-Netzwerks

Es kann überwältigend sein, die Hürden einer Fettlebererkrankung zu überwinden, und ein starkes Unterstützungsnetzwerk kann einen großen Unterschied auf dem Weg des Patienten machen. Medizinische Fachkräfte sollten Patienten dazu ermutigen, sich aktiv am Aufbau eines Unterstützungsnetzwerks zu beteiligen, das Folgendes umfasst:

1. Familie und Freunde: Die Einbeziehung von Familienmitgliedern und engen Freunden in die Behandlung einer Fettlebererkrankung kann emotionale, praktische und soziale Unterstützung bieten. Die Aufklärung der Angehörigen über die Krankheit und ihre Folgen kann ihnen helfen, die Bedürfnisse des Patienten zu verstehen und angemessene Hilfe zu leisten.

2. Patienten Selbsthilfegruppen: Der Kontakt zu anderen Personen, die an einer Fettlebererkrankung leiden, kann dazu beitragen, dass sich Patienten weniger isoliert fühlen, und ihnen die Möglichkeit bieten, Erfahrungen, Bewältigungsstrategien und praktische Hilfe auszutauschen. Persönliche Selbsthilfegruppen oder Online-Communities können großartige Ressourcen sein.

3. Fachkräfte im Gesundheitswesen: Die Aufrechterhaltung einer offenen Kommunikation und einer kooperativen Verbindung mit dem Gesundheitsteam, einschließlich Hausärzten, Hepatologen, Ernährungsberatern und anderen Spezialisten, trägt dazu bei, einen gründlichen und maßgeschneiderten Managementansatz sicherzustellen.

4. Fachkräfte für psychische Gesundheit: Es ist von entscheidender Bedeutung, die emotionalen und psychologischen Aspekte des Lebens mit einer chronischen Erkrankung wie einer Fettlebererkrankung anzugehen. Die Unterstützung von Spezialisten für psychische Gesundheit wie Therapeuten oder Beratern kann Patienten dabei helfen, ihre Probleme zu bewältigen und ihr allgemeines Wohlbefinden zu verbessern.

5. Community-Ressourcen: Die Erkundung lokaler und nationaler Organisationen, Interessengruppen und Bildungsprogramme kann helfen Patienten extra Ressourcen, Informationen und Unterstützungsdienste, die auf ihre individuellen Anforderungen zugeschnitten sind.

Durch den Aufbau eines starken Unterstützungsnetzwerks können sich Patienten gestärkt, besser gerüstet für den Umgang mit ihrer Gesundheit und widerstandsfähiger gegenüber den mit einer Fettlebererkrankung verbundenen Hindernissen fühlen.

Strategien zur Änderung des Lebensstils

Anpassungen des Lebensstils sind der Eckpfeiler der Behandlung von Fettlebererkrankungen, da sie die zugrunde liegenden Ursachen der Erkrankung wie Fettleibigkeit, Insulinresistenz und Stoffwechselstörungen angehen. Gesundheitsfachkräfte sollten gemeinsam mit Patienten an der Entwicklung und Umsetzung nachhaltiger Lebensstil Interventionen arbeiten.

1. Gewichtsmanagement: Das Erreichen und Aufrechterhalten eines gesunden Körpergewichts durch eine ausgewogene, kalorien kontrollierte Ernährung und häufige körperliche Aktivität ist entscheidend für die Senkung des Leberfetts und die Verbesserung der allgemeinen Stoffwechsel Gesundheit.

2. Ernährungsinterventionen: Eine nährstoffreiche, entzündungshemmende Ernährung, die den Schwerpunkt auf vollwertige, minimal verarbeitete Lebensmittel wie Obst, Gemüse, Vollkornprodukte, mageres Eiweiß und gesunde Fette legt, kann zur Kontrolle einer Fettlebererkrankung beitragen.

3. Körperliche Aktivität: Regelmäßige körperliche Aktivität, einschließlich Aerobic-Übungen und Krafttraining, kann dazu beitragen, die Insulinsensitivität zu verbessern, Leberfett zu reduzieren und zur allgemeinen Stoffwechsel Gesundheit beizutragen.

4. Stressmanagement: Die Implementierung wirksamer Stressbewältigung Praktiken wie Achtsamkeit, Meditation, Yoga oder Therapie kann dazu beitragen, die schädlichen Auswirkungen von chronischem Stress auf die Lebergesundheit und das allgemeine Wohlbefinden zu lindern.

5. Schlafoptimierung: Die Gewährleistung eines ausreichenden und qualitativ hochwertigen Schlafes ist von entscheidender Bedeutung, da schlechter Schlaf mit mehreren Stoffwechselveränderungen verbunden ist, die eine Fettlebererkrankung verschlimmern können.

6. Alkoholabstinenz: Für Personen mit einer Fettleber ist der Verzicht auf Alkohol unerlässlich, da Alkohol die Leber zusätzlich schädigt und zum Krankheitsverlauf beitragen kann.

Um Patienten in die Lage zu versetzen, sich aktiv an der Verbesserung ihres Lebensstils zu beteiligen, bedarf es eines kooperativen Ansatzes zwischen medizinischem Fachpersonal und Patienten. Gesundheitsfachkräfte sollten umfassende Ausbildung, praktische Hilfe und kontinuierliche Unterstützung anbieten, um Patienten dabei zu helfen, nachhaltige Gewohnheiten zu entwickeln und etwaige Hindernisse zu überwinden.

Darüber hinaus sollten Gesundheitsdienstleister Patienten dazu ermutigen, ihre Fortschritte zu verfolgen, kleinere Erfolge zu würdigen und eine langfristige Perspektive einzunehmen, wenn es um Änderungen des Lebensstils geht. Dies kann dazu beitragen, Verantwortungsbewusstsein und Eigenverantwortung zu fördern und letztendlich zu besseren Ergebnissen bei der Behandlung von Fettlebererkrankungen führen.

Navigieren in Gesundheitssystemen

Das Gesundheitssystem kann komplex und schwer zu verwalten sein, insbesondere für Menschen, die an einer chronischen Erkrankung wie einer Fettleber leiden. Wenn Patienten und Pflegepersonal in die Lage versetzt werden, sich effizient im Gesundheitssystem zurechtzufinden, kann dies ihre Fähigkeit, zeitnahe, angemessene und koordinierte Versorgung zu erhalten, erheblich steigern.

1. **Gesundheitskompetenz**: Die Aufklärung von Patienten und Pflegekräften über das Gesundheitssystem, ihre Rechte und die zahlreichen Optionen, die ihnen zur Verfügung stehen, kann ihnen helfen, ihre Pflege bewusster und proaktiver zu gestalten.

2. **Kommunikation mit medizinischem Fachpersonal**: Patienten zu einer offenen, ehrlichen und konstruktiven Kommunikation mit ihren medizinischen Fachkräften zu ermutigen, trägt dazu bei, eine kooperative Beziehung aufzubauen und sicherzustellen, dass der Behandlungsplan den Anforderungen und Vorlieben des Patienten entspricht.

3. **Pflegekoordination**: Die Unterstützung von Patienten und Pflegekräften bei der Verwaltung des komplexen Gesundheitssystems, einschließlich der

Koordination von Terminen, der Verwaltung von Überweisungen und der Ermöglichung der Kommunikation zwischen verschiedenen medizinischen Fachkräften, kann die Kontinuität und Qualität der Pflege verbessern.

4. Versicherungs- und finanzielle Überlegungen: Die Bereitstellung von Anweisungen und Unterstützung bei der Verwaltung des Versicherungsschutzes, das Verständnis von Selbstbeteiligung Ausgaben und die Untersuchung finanzieller Hilfsprogramme können dazu beitragen, die Belastung durch Gesundheitsausgaben zu verringern.

5. Fürsprache und Selbstermächtigung: Patienten und Betreuer in die Lage zu versetzen, sich für ihre Gesundheitsbedürfnisse einzusetzen, Fragen zu stellen und sich aktiv am Entscheidungsprozess zu beteiligen, kann zu besseren Ergebnissen und einer positiveren Gesundheits Erfahrung führen.

6. Zugriff auf Ressourcen: Die Verbindung von Patienten und Pflegekräften mit relevanten Aufklärungsmaterialien, Unterstützungsdiensten und Community-Ressourcen kann ihnen helfen, ihre Krankheit besser zu verstehen und zu bewältigen sowie die wesentlichen Werkzeuge und Unterstützung zu erhalten.

Medizinische Fachkräfte können eine Schlüsselrolle bei der Stärkung von Patienten und Pflegekräften spielen, indem sie:

- Bereitstellung umfassender Kenntnisse und Hilfe bei der Navigation im Gesundheitssystem
- Erleichterung einer effektiven Kommunikation und Pflegekoordination
- Bereitstellung von Informationen und Unterstützung bei Versicherungs- und Finanzproblemen
- Förderung von Selbstvertretung und gemeinsamer Entscheidungsfindung

- Verbindung von Patienten und Pflegekräften mit relevanten Ressourcen und Unterstützungsdiensten

Indem es Patienten und Pflegekräften ermöglicht wird, aktiv mit dem Gesundheitssystem zu interagieren, können medizinische Fachkräfte ein Gefühl der Kontrolle entwickeln, die Patientenzufriedenheit verbessern und letztendlich die allgemeine Behandlung von Fettlebererkrankungen verbessern.

Exklusiver Bonus

30 nährstoffreiche, leberfreundliche Lebensmittel für Patienten mit Fettleber

Eine Fettlebererkrankung erfordert einen Ernährungs Ansatz, der die Leberfunktion unterstützt, Entzündungen lindert und gegebenenfalls die Gewichtsabnahme fördert. Nachfolgend finden Sie 15 nährstoffreiche, leberfreundliche Lebensmittel, die Sie in eine Diät mit Fettlebererkrankung integrieren können:

1. Blattgemüse:
Blattgemüse wie Spinat, Grünkohl und Mangold sind reich an Antioxidantien, Vitaminen und Mineralstoffen. Sie tragen dazu bei, die Leber vor Schäden zu schützen und ihre entgiftende Wirkung zu fördern.

2. Kreuzblütler:

Brokkoli, Rosenkohl und Blumenkohl enthalten Chemikalien, die die Entgiftung der Leber unterstützen und Entzündungen reduzieren. Außerdem sind sie kalorienarm und reich an Ballaststoffen, was sie zu guten Alternativen zur Gewichtskontrolle macht.

3. Beeren:

Blaubeeren, Erdbeeren und Himbeeren sind reich an Antioxidantien, insbesondere Flavonoiden, die dabei helfen, Leberentzündungen und oxidativen Stress zu reduzieren. Außerdem sorgen sie für einen süßen Genuss, ohne dass es zu einem Anstieg des Blutzuckerspiegels kommt.

4. Fetter Fisch:

Lachs, Makrele und Sardinen sind reich an Omega-3-Fettsäuren, die entzündungshemmende Eigenschaften haben und helfen können, die Bildung von Leberfett zu verhindern. Versuchen

Sie, mindestens zweimal pro Woche fetten Fisch in Ihrer Ernährung aufzunehmen.

5. Avocado:

Avocado ist eine Quelle gesunder Fette, insbesondere einfach ungesättigter Fette und Omega-3-Fettsäuren, die die Leberfunktion unterstützen und helfen können, Leberentzündungen vorzubeugen. Außerdem enthält es Ballaststoffe und Antioxidantien, was es zu einer gesunden Ergänzung zu Salaten, Smoothies oder als Brotaufstrich macht.

6. Olivenöl:

Extra natives Olivenöl ist reich an einfach ungesättigten Fetten und enthält Antioxidantien, die dazu beitragen, die Leber vor oxidativem Stress zu schützen. Verwenden Sie es zum Kochen, zum Anrichten von Salaten oder zum Beträufeln von verkauftem Gemüse.

7. Nüsse und Samen: Mandeln, Walnüsse, Leinsamen und Chiasamen sind reich an Omega-3-Fettsäuren, Ballaststoffen und Antioxidantien. Sie können dazu beitragen, die Fettbildung in der Leber zu minimieren, Entzündungen zu lindern und die Insulinsensitivität zu verbessern.

8. Vollkornprodukte:

Vollkornprodukte wie Hafer, Quinoa und brauner Reis sind reich an Ballaststoffen, Vitaminen und Mineralstoffen. Sie tragen dazu bei, den Blutzuckerspiegel auszugleichen, das Sättigungsgefühl zu steigern und das Gewichtsmanagement zu unterstützen, was allesamt bei Fettlebererkrankungen nützlich ist.

9. Magere Proteine:

Wählen Sie magere Proteinquellen wie haarloses Geflügel, Tofu, Tempeh und Linsen. Diese Lebensmittel liefern wichtige Aminosäuren ohne den Überschuss an gesättigten Fettsäuren, die in rotem und verarbeitetem Fleisch vorkommen und zu Leberentzündungen beitragen können.

10. Knoblauch:

Knoblauch enthält Chemikalien wie Allicin und Selen, die antioxidative und entzündungshemmende Eigenschaften haben. Das Hinzufügen von Knoblauch zu Ihren Mahlzeiten kann dazu beitragen, die Leber vor Schäden zu schützen und ihre Funktion zu verbessern.

11. Kurkuma:

Kurkuma enthält Curcumin, eine Substanz, die für ihre entzündungshemmenden und antioxidativen Eigenschaften bekannt ist. Das Hinzufügen von Kurkuma zu Rezepten oder das Trinken von Kurkuma-Tee kann helfen, Leberentzündungen zu reduzieren und die allgemeine Leberfunktion zu verbessern.

12. Grüner Tee:

Grüner Tee ist reich an Antioxidantien, sogenannten Catechinen, die nachweislich die Leber vor Schäden schützen und der Fettansammlung in der Leber vorbeugen. Genießen Sie eine Tasse grünen Tee als angenehmes Getränk oder fügen Sie ihn zu Smoothies hinzu.

13. Früchte mit niedrigem glykämischen Index:

Entscheiden Sie sich für Früchte mit einem niedrigen glykämischen Index wie Äpfel, Birnen und Beeren, die den Zucker langsam in den Blutkreislauf abgeben und dabei helfen, den Blutzuckerspiegel zu kontrollieren. Vermeiden Sie zuckerreiche Früchte und Fruchtgetränke, da diese zur Fettspeicherung in der Leber beitragen können.

14. Griechischer Joghurt:

Griechischer Joghurt ist eine fantastische Protein- und Probiotika Quelle, die die Magen-Darm-Gesundheit unterstützt und dabei helfen kann, Leberentzündungen zu lindern.

Wählen Sie einfachen, ungesüßten griechischen Joghurt und fügen Sie für den Geschmack Obst oder Nüsse hinzu.

15. Kräutertees:

Kräutertees wie Löwenzahnwurzel, Mariendistel Tee und Pfefferminztee können leberschützende Eigenschaften haben und die Verdauung unterstützen. Der Genuss einer Tasse Kräutertee nach den Mahlzeiten kann die Verdauung fördern und die Leberfunktion fördern.

16. Zitrusfrüchte:

Zitrusfrüchte wie Orangen, Grapefruits und Zitronen sind reich an Vitamin C und Antioxidantien, die die Gesundheit der Leber unterstützen und dazu beitragen , die Bildung von Leberfett zu verhindern.

17. Rüben:

Rüben enthalten Betain, eine Chemikalie, die hilft, Entzündungen zu reduzieren und die Leber vor oxidativen Schäden zu schützen. Sie sind außerdem reich an Ballaststoffen, die die Verdauung unterstützen und die Darmgesundheit fördern.

18. Ingwer:

Ingwer hat entzündungshemmende und antioxidative Eigenschaften, die helfen können, Leberentzündungen zu reduzieren und die Verdauung zu verbessern. Fügen Sie frischen Ingwer zu Smoothies, Pfannengerichten oder Tees hinzu, um den Geschmack zu steigern.

19. Artischocken:

Artischocken enthalten Chemikalien, die die Entgiftung der Leber fördern und die Gallen Synthese steigern, was der Verdauung und dem Fettstoffwechsel zu gute kommt. Genießen Sie gedämpfte Artischocken als Beilage oder integrieren Sie sie in Salate und Nudelgerichte.

20. Hülsenfrüchte:

Bohnen, Linsen und Kichererbsen sind gute Protein-, Ballaststoff- und wichtige Mineralstofflieferanten. Sie tragen dazu bei, den Blutzuckerspiegel auszugleichen, das Sättigungsgefühl zu steigern und das Gewichtsmanagement zu unterstützen, was allesamt die Leberfunktion steigert.

21. Sojaprodukte:

Sojaprodukte wie Tofu, Tempeh und Edamame sind reich an pflanzlichem Protein und enthalten Chemikalien, die helfen können, die Ansammlung von Leberfett und Entzündungen zu verhindern. Für einen gesunden Kick können Sie Soja in Pfannengerichte, Salate oder Suppen einarbeiten.

22. Dunkle Schokolade:

Dunkle Schokolade mit einem hohen Kakaoanteil (70 % oder mehr) ist reich an Antioxidantien, sogenannten Flavonoiden, die nachweislich die Leber vor Schäden schützen und Entzündungen reduzieren. Genießen Sie ein kleines Stück dunkle Schokolade als köstlichen Leckerbissen.

23. Algen:

Algen sind ein nährstoffreiches Lebensmittel, das reich an Vitaminen, Mineralien und Antioxidantien ist. Es enthält Chemikalien, die die Lebergesundheit verbessern und dabei helfen können, die Fettbildung in der Leber zu verhindern. Fügen Sie getrocknete Algen zu Suppen, Salaten oder Pfannengerichten hinzu, um einen unverwechselbaren Geschmack und einen Nährstoff Schub zu erzielen.

24. Pilze:

Bestimmte Pilze wie Shiitake und Maitake enthalten Chemikalien, die die Lebergesundheit unterstützen und dabei helfen können, Entzündungen zu reduzieren. Fügen Sie Pilze zu Pfannengerichten, Omeletts oder Suppen hinzu, um eine herzhafte Note zu erhalten.

25. Zwiebeln:

Zwiebeln sind reich an Chemikalien wie Quercetin und Schwefel, die antioxidative und entzündungshemmende Eigenschaften haben. Die Einbeziehung von Zwiebeln in Ihre Mahlzeiten kann die Leberfunktion fördern und das allgemeine Wohlbefinden steigern.

26. Paprika:

Paprika ist reich an Vitamin C und Antioxidantien, die dazu beitragen, die Leber vor Schäden zu schützen und Entzündungen vorzubeugen. Genießen Sie Paprika roh als knackigen Snack oder fügen Sie sie zu Salaten, Pfannengerichten oder Fajitas hinzu.

27. Süßkartoffeln:

Süßkartoffeln sind reich an Ballaststoffen, Vitaminen und Mineralstoffen, darunter Beta-Carotin, das eine antioxidative Wirkung hat. Sie tragen dazu bei, den Blutzuckerspiegel auszugleichen und ein Sättigungsgefühl hervorzurufen, was sie zu einer nahrhaften Alternative für Patienten mit einer Fettlebererkrankung macht.

28. Tomaten:

Tomaten sind reich an Lycopin, einem starken Antioxidans, das hilft, Leberentzündungen zu reduzieren und vor oxidativem Stress zu schützen. Genießen Sie frische Tomaten in Salaten, Sandwiches oder Nudelgerichten oder entscheiden Sie sich für Dosentomaten in Suppen oder Saucen.

29. Fettarme Milchprodukte: Fettarme Milchprodukte wie Magermilch, Joghurt und Hüttenkäse sind gute Lieferanten von Eiweiß, Kalzium und wichtigen Mineralien. Wählen Sie fettarme Milchprodukte, um die Aufnahme gesättigter Fettsäuren zu senken und die Leberfunktion zu verbessern.

30. Quinoa:

Quinoa ist ein glutenfreies Vollkorn, das reich an Proteinen, Ballaststoffen und wichtigen Mineralien ist. Es hilft, den Blutzuckerspiegel auszugleichen, das Sättigungsgefühl zu steigern und das Gewichtsmanagement zu unterstützen, was alles bei Fettlebererkrankungen nützlich ist.

www.ingramcontent.com/pod-product-compliance
Lightning Source LLC
Chambersburg PA
CBHW052158220526
45471CB00004B/1722